Marga Löwer-Hirsch

Sexueller Missbrauch in der Psychotherapie

AF573289

Das Anliegen der Buchreihe Bibliothek der Psychoanalyse besteht darin, ein Forum der Auseinandersetzung zu schaffen, das der Psychoanalyse als Grundlagenwissenschaft, als Human- und Kulturwissenschaft sowie als klinische Theorie und Praxis neue Impulse verleiht. Die verschiedenen Strömungen innerhalb der Psychoanalyse sollen zu Wort kommen, und der kritische Dialog mit den Nachbarwissenschaften soll intensiviert werden. Bislang haben sich folgende Themenschwerpunkte herauskristallisiert:

Die Wiederentdeckung lange vergriffener Klassiker der Psychoanalyse – beispielsweise der Werke von Otto Fenichel, Karl Abraham, Siegfried Bernfeld, W. R. D. Fairbairn, Sándor Ferenczi und Otto Rank – soll die gemeinsamen Wurzeln der von Zersplitterung bedrohten psychoanalytischen Bewegung stärken. Einen weiteren Baustein psychoanalytischer Identität bildet die Beschäftigung mit dem Werk und der Person Sigmund Freuds und den Diskussionen und Konflikten in der Frühgeschichte der psychoanalytischen Bewegung.

Im Zuge ihrer Etablierung als medizinisch-psychologisches Heilverfahren hat die Psychoanalyse ihre geisteswissenschaftlichen, kulturanalytischen und politischen Bezüge vernachlässigt. Indem der Dialog mit den Nachbarwissenschaften wieder aufgenommen wird, soll das kultur- und gesellschaftskritische Erbe der Psychoanalyse wiederbelebt und weiterentwickelt werden.

Die Psychoanalyse steht in Konkurrenz zu benachbarten Psychotherapieverfahren und der biologisch-naturwissenschaftlichen Psychiatrie. Als das ambitionierteste unter den psychotherapeutischen Verfahren sollte sich die Psychoanalyse der Überprüfung ihrer Verfahrensweisen und ihrer Therapieerfolge durch die empirischen Wissenschaften stellen, aber auch eigene Kriterien und Verfahren zur Erfolgskontrolle entwickeln. In diesen Zusammenhang gehört auch die Wiederaufnahme der Diskussion über den besonderen wissenschaftstheoretischen Status der Psychoanalyse.

Hundert Jahre nach ihrer Schöpfung durch Sigmund Freud sieht sich die Psychoanalyse vor neue Herausforderungen gestellt, die sie nur bewältigen kann, wenn sie sich auf ihr kritisches Potenzial besinnt.

Bibliothek der Psychoanalyse

Herausgegeben von Hans-Jürgen Wirth

Marga Löwer-Hirsch

Sexueller Missbrauch in der Psychotherapie

Fallgeschichten und Psychodynamik

Psychosozial-Verlag

Bibliografische Information der Deutschen Nationalbibliothek
Die Deutsche Nationalbibliothek verzeichnet diese Publikation
in der Deutschen Nationalbibliografie; detaillierte bibliografische Daten
sind im Internet über http://dnb.d-nb.de abrufbar.

Überarbeitete Neuauflage der Ausgabe von 1998
(Göttingen, Vandenhoeck & Ruprecht)
© 2017 Psychosozial-Verlag
Walltorstr. 10, D-35390 Gießen
Fon: 06 41 - 96 99 78 - 18; Fax: 06 41 - 96 99 78 - 19
E-Mail: info@psychosozial-verlag.de
www.psychosozial-verlag.de
Alle Rechte vorbehalten. Kein Teil des Werkes darf in irgendeiner Form
(durch Fotografie, Mikrofilm oder andere Verfahren) ohne schriftliche Genehmigung
des Verlages reproduziert oder unter Verwendung elektronischer Systeme verarbeitet,
vervielfältigt oder verbreitet werden.
Umschlagabbildung: Henri Rousseau, *Die Mahlzeit des Löwen*, 1907
Umschlaggestaltung & Innenlayout nach Entwürfen von Hanspeter Ludwig, Wetzlar
Satz: metiTec-Software, me-ti GmbH, Berlin
ISBN 978-3-8379-2689-7

Inhalt

Vorwort

»Es wurde erst in jüngster Zeit möglich, ein gesellschaftliches Tabu-Thema zum Gegenstand öffentlicher Diskussion zu machen, das dem des inzestuösen Missbrauchs in der Familie verwandt zu sein scheint, nämlich den sexuellen Missbrauch in Psychotherapien durch Psychotherapeuten.« Dies war der Einleitungssatz zu dem 1998 von mir erschienenen Buch *Sexueller Missbrauch in der Psychotherapie – zwölf Frauen und ein Therapeut.* Die Zwischenzeit hat gelehrt, dass das Tabu nur zögerlich gebrochen wurde. Ausbildungsinstitute nehmen das Thema vereinzelt in ihre Curricula auf. Ein mir bekanntes Institut wollte für Ausbildungskandidaten, niedergelassene Therapeuten und andere Ausbildungsinstitute in derselben Stadt einen Kongress mit Workshops zu dem Thema veranstalten, zog diese Absicht jedoch zurück und organisierte die Veranstaltung intern. Es rumorte unter den Kollegen und Kolleginnen in der Stadt, das veranstaltende Institut habe dieses Thema »wohl nötig«. Diejenigen, die sexuelle Grenzüberschreitungen im therapeutischen Setting thematisieren, bekommen nach wie vor das Problem häufig genug zugeschoben. Dies ist neben Schuld- und Schamgefühlen der Betroffenen sicher ein weiterer Grund, warum die Opfer sexueller Grenzverletzungen selten früher als acht bis zehn Jahre nach dem Missbrauch überhaupt eine Beschwerde einlegen (nach Erfahrung der Vertrauensleute AG der DGPT) und die vorgetragenen Beschwerden von Patienten und Kandidaten nur die Spitze eines Eisbergs sind (Tibone, 2011).

Für Bohleber (2012) gehört die Befassung mit einzelnen Fällen von gravierenden Grenzverletzungen in seiner Zeit als Vorsitzender der Deutschen Psychoanalytischen Vereinigung (DPV) zu den emotional belastendsten Momenten seiner Tätigkeit (S. 9).

Seit 1998 wurden in den Fachverbänden und Instituten zunehmend Ethikkommissionen eingerichtet, die sich explizit auch mit sexuellen Grenzüberschreitungen durch Kollegen und Kolleginnen befassen sollen. Positiv zu vermerken ist, dass es in der Literatur mittlerweile doch eine recht breite Ausarbeitung des Phänomens gibt, was Vorkommen, Psychodynamik, Folgen, Vertrauensleute, Umgang mit Tätern und Opfern betrifft (z. B. Tibone, 2016; Schleu, 2014; Zwettler-Otte, 2012; Schlesinger-Kipp, 2008 (Tagungsbericht DPV 2008); Tagungsbericht DPG 1993 zu Grenzüberschreitungen). Mathias Hirsch (2012) hat sich in seinem Buch »*Goldmine und Minenfeld« – Liebe und sexueller Machtmissbrauch in der analytischen Psychotherapie und anderen Abhängigkeitsbeziehungen* mit den vielfältigen Formen von Liebe in ihren konstruktiven und destruktiven Ausprägungen in Abhängigkeitsbeziehungen auseinandergesetzt und strukturelle Gemeinsamkeiten zwischen familiärem Missbrauch und dem in therapeutischen Beziehungen aufgezeigt.

Die vorliegende Neuauflage des Buches von 1998 verfolgt das Ziel, das Thema der sexuellen Grenzverletzung in der Therapie öffentlich zu halten und weiterhin Mut zu machen, nicht nur ethische Standards zu *etablieren*, sondern das Thema in seiner Tiefendimension und Dynamik zu erfassen und in den Ausbildungen curricular zu vertiefen.

Wenn ein Missbrauch durch einen Kollegen bekannt wird, ist es eine schwierige und heikle Aufgabe, an dieser Stelle tätig zu werden (vgl. Hirsch, 2012). Viele Betroffene haben das Gefühl, vor eine Wand zu laufen, und immer wieder hört man, dass Kollegen und Institutionen mit den Missbrauchern identifiziert und in fragwürdiger Loyalität gebunden sind, eine Krähe der anderen also kein Auge aushacke. Hat man sich aber einmal mit der Dynamik und den Auswirkungen des professionellen sexuellen Missbrauchs von »innen heraus«, das heißt mit den Erfahrungen der und Auswirkungen auf die Opfer, auseinandergesetzt, so fällt die große Nähe zu den Verletzungen auf, die durch realen Inzest hervorgerufen werden. Selbstverständlich gilt sowohl bei familiärem wie auch »therapeutischem« Inzest, dass es auch Schädigungen vermeintlicher Täter durch falsche Anschuldigungen geben kann (vgl. Löwer-Hirsch, 2016). Allerdings bewegen wir uns hier in einem zahlenmäßig verschwindend geringen Bereich.

Durch die Fallgeschichten und deren Analyse im vorliegenden Buch mögen die Erschütterungen und Verstrickungen aufseiten der von mir interviewten ehemaligen Patientinnen und dem interviewten Missbraucher fühlbar werden, damit die professionell Tätigen den therapeutischen Raum noch einmal »hautnah« in seiner Erlebensqualität und Verletzlichkeit nachvollziehen können und diesen achtsam handhaben mögen.

Einführung

Der Missbrauch im professionellen Setting von Patientinnen und Patienten durch Therapeuten und Therapeutinnen scheint in seiner Dynamik und seinen Auswirkungen dem des inzestuösen Missbrauchs in der Familie verwandt zu sein. Reale Traumatisierungen durch inzestuöse Gewalt wurden kaum thematisiert oder zum Gegenstand wissenschaftlicher Untersuchungen gemacht. Realer Inzest und seine Auswirkungen und Folgen für die Opfer waren lange Jahre ein gesellschaftliches Tabuthema (Hirsch, 1994), der sexuelle Missbrauch in Behandlungen ist es nach wie vor. Auch in Theorie und Praxis von Psychotherapie und Psychoanalyse wirkte das Tabu des familiären Missbrauchs. Dies beginnt sich seit etwa zwanzig Jahren in Deutschland und seit ca. dreißig Jahren in den USA langsam zu verändern, nicht zuletzt durch erste Veröffentlichungen betroffener Frauen.

Ähnlich wie bei realem Inzest handelt es sich bei den bekannt gewordenen Fällen sexuell grenzüberschreitender Therapien in der überwiegenden Zahl um männliche Täter und weibliche Betroffene, obwohl sich in den letzten Jahren die Zahl der weiblichen Täterinnen, sowohl in familiärem als auch therapeutischem Kontext, zu erhöhen scheint (Fischer et al., 1994; Becker-Fischer & Fischer, 2008). Ein Fall von sexuellem Missbrauch von einem männlichen Patienten durch eine weibliche Therapeutin wird von Hirsch in seinem Buch »*Goldmine und Minenfeld*« diskutiert (2012, S. 159ff.).

Der sexuelle Missbrauch in Therapien von weiblichen Patientinnen durch männliche Psychotherapeuten als der zahlenmäßig immer noch am häufigsten bekanntgewordenen Konstellation ist Gegenstand dieses Buches, das sich auf die ihm zugrundeliegende qualitative Forschungsarbeit (Löwer-Hirsch, 1997) bezieht. *Empirische* Untersuchungen, vor allem auch *qualitativer* Art, lagen im deutschsprachigen Raum bis zu Beginn der Durchführung der oben erwähnten

Untersuchung kaum vor und sind bis in die Gegenwart eine Rarität. 1988 erschien der Erfahrungsbericht einer betroffenen Frau in deutscher Übersetzung aus dem Französischen (*Verführung auf der Couch*) und 1991 eine weitere aus dem Französischen übersetzte Veröffentlichung von Augerolles: *Mein Analytiker und ich – Tagebuch einer verhängnisvollen Beziehung*. Ebenfalls 1991 erschien das als Handbuch konzipierte *Tatort Couch* von Heyne. Durch diese und andere Veröffentlichungen wurde deutlich, dass die Auswirkungen und Folgen sexueller Beziehungen in Therapien schädigend sein und sich zerstörerisch auf die Patientinnen auswirken können. Außerdem wurde durch die zunehmende Auseinandersetzung mit diesem Thema und der Rezeption amerikanischer Untersuchungen (z.B. Pope & Bouhoutsos, 1992; Bates & Brodsky, 1990) die unvermutet hohe Verbreitung dieser Art von Missbrauch deutlich. Etwa zeitgleich mit Beginn meiner oben erwähnten qualitativen Studie hat das Institut für Psychotraumatologie, Freiburg, im Auftrag des Bundesministeriums für Frauen und Jugend eine Untersuchung zu sexuellen Übergriffen in Psychotherapie und Psychiatrie begonnen, die auf Fragebogenerhebungen mit meist offenen Fragen an die Betroffenen beruht. Der abschließende Forschungsbericht lag im August 1995 vor. Aktuelle Zahlen finden sich im Kapitel »Vorkommenshäufigkeit und Geschlechterverteilung« in diesem Buch.

Das Abstinenzgebot

Dass die sexuelle Kontaktaufnahme seitens professionell tätiger Menschen in Heilberufen zu ihren Klienten problematisch und unethisch ist, wurde nicht erst in unseren Tagen erkannt und formuliert. Der vor fast 2400 Jahren formulierte hippokratische Eid, der seither bindend für die Ärzteschaft ist, besagt, dass der Arzt sich solcher Kontakte zu enthalten habe:

> »In welches Haus immer ich eintrete, eintreten werde ich zum Nutzen des Kranken, frei von jedem willkürlichen Unrecht und jeder Schädigung und den Werken der Lust an den Leibern von Frauen und Männern, Freien und Sklaven« (Rutter, 1991, S. 11).

Die Aufnahme sexueller Beziehungen wird also als grenzüberschreitendes und missbräuchliches Verhalten gewertet, das mit den ethischen Grundlagen der Berufsausübung nicht vereinbar ist. Dies ergibt sich auch für den ärztlichen wie nichtärztlichen Psychotherapeuten aus seinem professionellen Auftrag. An ihn wenden sich Klienten in einer seelischen Notlage oder wegen eines als seelisch erkannten Leidens. Der Therapeut bietet fachgerechte Hilfe zur Behebung dieser seelisch bedingten Störungen an, wobei naturgemäß zentrale Bereiche von Intimität berührt werden. Die Patientin geht hierbei eine einseitige Abhängigkeitsbeziehung (asymmetrische Beziehung) zum Therapeuten ein, in der sie darauf vertrauen können muss, dass ihre persönliche Würde geschützt bleibt und ihre Notlage nicht für die Bedürfnisse des Therapeuten ausgenutzt wird.

Seit Hippokrates ist neben der sexuellen Enthaltsamkeit ein weiterer praktischer Grundsatz, dem Klienten nicht zu schaden. Wie im Forschungsbericht des Instituts für Psychotraumatologie *Sexuelle Übergriffe in Psychotherapie und Psychiatrie* (Fischer et al., 1995) ausgeführt, kann aus den bisher vorliegenden Untersuchungen geschlossen werden, dass bei der überwiegenden Zahl der Patientinnen die sexuelle Beziehungen zu ihren Therapeuten langfristig außerordentlich destruktiv wirkten.

Seit Freud gilt für die psychoanalytische Behandlung die sogenannte »Abstinenzregel«, die auch für die meisten anderen Psychotherapierichtungen maßgebend wurde:

> »Die Kur muß in der Abstinenz durchgeführt werden; ich meine dabei nicht allein die körperliche Entbehrung, auch nicht die Entbehrung von allem was man begehrt, denn dies würde vielleicht kein Kranker vertragen. Sondern ich will den Grundsatz aufstellen, daß man Bedürfnis und Sehnsucht als zur Arbeit und Veränderung treibende Kräfte bei der Kranken bestehen lassen und sich hüten muß, dieselben durch Surrogate zu beschwichtigen« (Freud, 1915a, S. 224).

Deutlicher als Freud es damals ausgeführt hat, kann man es auch heute nicht formulieren, dass nämlich eine eventuelle Verliebtheit der Patientin in den sie behandelnden Therapeuten Bestandteil der Behandlung ist:

> »Er [der Arzt] muß erkennen, dasßdas Verlieben der Patientin durch die analytische Situation erzwungen wird und nicht etwa den Vorzügen seiner Person zugeschrieben werden kann, daß er also gar keinen Grund hat, auf eine solche ›Eroberung‹, wie man sie außerhalb der Analyse heißen würde, stolz zu sein« (ebd., S. 308).

Und weiter:

> »Er hat diese Verliebtheit durch die Einleitung der analytischen Behandlung zur Heilung der Neurose hervorgelockt; sie ist für ihn das unvermeidliche Ergebnis

> einer ärztlichen Situation, ähnlich wie die körperliche Entblößung eines Kranken oder wie die Mitteilung eines lebenswichtigen Geheimnisses. Damit steht es für ihn fest, daß er keinen persönlichen Vorteil aus ihr ziehen kann« (ebd., S. 318).

Freud hat den Begriff »Übertragungsliebe« geprägt, der die Verliebtheit einer Patientin in ihren Analytiker (Therapeuten) bezeichnet. Als Freud zum ersten Mal darauf stieß, dass durch eine analytische Behandlung Liebesimpulse freigesetzt und in vielen Fällen an den Analytiker gerichtet werden können, empfand er diese als störend, als für die Behandlung hinderlich. Er bezeichnete sie als »falsche Verknüpfung« oder »Mesalliance« (Freud, 1895d, S. 318ff.). In seinem Aufsatz »Bemerkungen über die Übertragungsliebe« (1915a) räumt er ihr allerdings auch den Stellenwert einer bestimmten Art von Liebe ein und nicht mehr nur den eines Widerstands gegen die Behandlung. Wie weit sich diese von der Liebe im wirklichen Leben unterscheidet, ist seit Freud ein strittiger Punkt. Bergmann (1994) vertritt die These, dass man unabhängig davon, wie man sich verliebt, stets auf bislang verdrängte Wünsche und frühere Liebesbeziehungen zurückgreift. Was im Leben aber dem Zufall überlassen bleibe, würde nun in der Psychoanalyse zu einer bewusst gehandhabten Technik (S. 299).

Es scheint in der Zeit nach Freud in psychoanalytischen Ausbildungen kaum so viel Einigkeit geherrscht zu haben wie hinsichtlich der Forderung nach abstinentem Verhalten. In allen anderen Behandlungsfragen, innerhalb einer Schule oder zwischen den Schulen, herrscht dagegen in der Regel große Uneinigkeit, etwa was adäquate Behandlungsmethoden bei einem bestimmten Krankheitsbild betrifft (vgl. Gysling, 1995). Zwar sprachen sich in einer Untersuchung (Arnold & Retsch, 1991) 90% der antwortenden Therapeuten, Mitglieder des Verbands der Verhaltenstherapeuten, für die Gültigkeit des Abstinenzgebots aus, trotz dieses eindeutigen Befunds bilden die restlichen 10% nach Arnold und Retsch jedoch noch immer ein beträchtliches Potenzial für den Missbrauch von Patientinnen (S. 286).

Trotz der großen Übereinstimmung in psychoanalytischen und der überwiegenden Übereinstimmung in anderen Psychotherapieverbänden ist das Abstinenzgebot innerhalb aller Fachrichtungen in der Praxis immer wieder in erschreckend hohem Maße überschritten worden. Hier ähnelt das Abstinenzgebot dem Inzesttabu. Auch dieses ist seit Tausenden von Jahren fest umrissen, die schädigenden Folgen des Inzests sind allgemein anerkannt, und doch wird er weit häufiger praktiziert, als noch vor Jahren vermutet worden ist.

Nun bezieht sich die Forderung nach Abstinenz nicht nur auf therapeutische Beziehungen, sondern generell auf solche, denen ein Abhängigkeits- und Machtgefälle zugrundeliegt, wie zwischen Lehrern und Schülern. Hirsch (1993) zufolge beschränkt sich das Abstinenzgebot des Weiteren nicht nur auf die Vermeidung sexuellen oder sexualisierten Kontakts, »sondern verbietet alles, was der primären Befriedigung wie auch immer beschaffener Bedürfnisse des Analytikers dient« (S. 2). Dazu gehören zum Beispiel auch narzisstische Ausbeutungen, die das Selbstwertgefühl des Analytikers heben sollen, oder solche materieller Art, in der Patienten zum Beispiel ihre Arbeitskraft dem Therapeuten zur Verfügung stellen.

Grundlagen therapeutischer Arbeit

In eine psychotherapeutische Behandlung begeben sich Menschen, deren seelische Störung oder Krankheit einen Leidensdruck hervorruft, der die Hilfe eines Fachmanns oder einer Fachfrau erfordert. In der Regel befinden sie sich durch den Leidensdruck in einer Notlage und sind, wie oben ausgeführt, darauf angewiesen, dass diese nicht ausgenutzt wird. Jede über die anfangs vereinbarte Bezahlung und den Rahmen der Behandlung hinausgehende Forderung seitens des Therapeuten ist unrechtmäßig.

Der Rahmen einer psychotherapeutischen Behandlung ist unabdingbar, damit eine symbolische Aufarbeitung der Notlage im Dienste der Gesundung möglich werden kann. Zum Rahmen gehören Vereinbarungen über den Ort, die Zeit (Länge einer Sitzung und Frequenz) und das Geld für die Behandlung sowie Regelungen über Urlaub, Dauer etc. Der Rahmen schützt beide Interaktionspartner in ihren unterschiedlichen Funktionen und bildet eine Grenze. Es gehört zur conditio humana, dass sich Entwicklung innerhalb von Grenzen vollzieht (Bossinade, 2004). Dennoch darf der Rahmen/das Setting nicht mit dem Prozess gleichgesetzt werden. Orange et al. (2001) führen dazu aus: »... statt zuerst den Rahmen zu kaufen und dann zu versuchen, ein Bild oder ein Individuum zu erschaffen, das dazu passt, müssen wir vom individuellen Bild ausgehen und den ihm angemessenen Rahmen sorgfältig auswählen« (Orange et al., 2001, S. 40).

Das therapeutische Setting – vor allem in der Einzeltherapie – ist durch hohe Exklusivität und Intimität bei gleichzeitig asymmetrischer Beziehung gekennzeichnet. Die Patientin gibt sich und ihr Leben samt ihrer Geschichte preis, während der Therapeut gefordert ist, ein professioneller Begleiter zum Zweck der Heilung zu sein, dessen eigene Geschichte und Lebensumstände in diesem Rahmen nicht verhandelt werden.

Im Folgenden beziehe ich mich auf Erkenntnisse der Psychoanalyse, die sich meines Erachtens aber auch auf andere Therapiesettings übertragen lassen.

Freud entdeckte, dass unbewusste Motivationen die Patientin dazu bewegen, die Beziehung zum Therapeuten nach dem Muster vergangener Beziehungen wahrzunehmen und zu gestalten. Während bei Freud der Aspekt des Wiederholungszwangs, das heißt der infantilen Triebbefriedigung, im Vordergrund stand und dieser dann durch Wiederholen, Erinnern, Durcharbeiten aufgelöst werden sollte, geht die moderne Psychoanalyse davon aus, dass in der therapeutischen Beziehung alte *Beziehungsmuster* und *Konflikte* reinszeniert werden (z.B. Lichtenberg, 1987; Stern, 1992; Strupp & Binder, 1991). Strupp und Binder haben eine psychodynamische Kurztherapie entwickelt und vertreten einen solchen neueren Ansatz der Psychoanalyse, der sich vom Einfluss der mehr triebtheoretisch geleiteten psychoanalytischen Metapsychologie befreien möchte. Es handelt sich dabei um eine Synthese aus traditionellen Ansätzen von Freud, Rank und Ferenczi mit denen von Alexander und French sowie weiterhin mit Elementen einer der in der Familientherapie angewandten Form der Systemtheorie. Verkürzt gesagt geht es darum, Freud'sche Konzeptionen mit den neueren Entwicklungen der Objektbeziehungstheorie und neofreudianischem Denken zu verbinden. Dieser beziehungstheoretische Ansatz bildet das Grundgerüst der vorliegenden Arbeit, auf ihn wird an entsprechenden Stellen zurückgegriffen.

In der therapeutischen Beziehung soll die Chance bestehen, die internalisierten Beziehungsmuster der Vergangenheit mithilfe des Therapeuten einem »glücklicheren Ausgang« zuzuführen. »Damit dies geschehen kann, wäre erforderlich, daß sich der Psychotherapeut als Beziehungspartner verfügbar, ›benutzbar‹ in der Sprache Winnicotts, macht« (Faller, 1994, S. 24). Wie Faller ausführt, hat die sogenannte »San Francisco-Forschungsgruppe« um Weiss und Sampson psychoanalytische Konzepte einer strengen empirischen Hypothesenprüfung unterzogen. Mithilfe der qualitativen Auswertung von Tonbandprotokollen psychoanalytischer Sitzungen, die transkribiert wurden, konnte gezeigt werden, dass Patienten unbewusste Vorerwartungen haben, durch die sie traumatische Beziehungserfahrungen wiederbeleben und »testen«, ob der Therapeut sich wie eine Eltern- oder Autoritätsfigur aus ihrer Vergangenheit verhalten wird. Durch eine analytische Haltung der Abstinenz und des Verstehens kann der »Test« bestanden werden und die Patientin eine neue, konstruktive Beziehungserfahrung machen. Das würde zum Beispiel auch heißen, nicht auf ödipale Verführungsversuche mit agierend oder selbst ausagierend – wie nämlich von der Patientin nur vordergründig gewünscht, aber letztendlich befürchtet – zu antworten (vgl. ebd.). Dieser Missbrauchsaspekt soll in der Beschreibung der Phänomene »Dreieckskonstellationen« und »Der Wunsch der Patientin nach Halt und Schutz wird vom Therapeuten sexuell beantwortet« weiter ausgeführt werden.

Die Aufarbeitung von Vergangenem und Gegenwärtigem – anhand der Beziehung zum Therapeuten – muss in symbolischer Form erfolgen, damit die Therapie nicht bloß zu einer realen Wiederholung biografischer Muster wird oder, schlimmer noch, eine Neutraumatisierung erfolgt. Darauf soll besonders in dem Kapitel »Missbrauchstherapien zementieren biografische Muster« eingegangen werden.

Ethische Richtlinien und rechtliche Lage

Im *Historischen Wörterbuch der Philosophie*, ausgeführt nach Bossinade (2004), findet sich unter »Ethos« die Bedeutung »Aufenthaltsort, Gewohnheit«. Dort kann der Mensch im übertragenen Sinn »wohnen«. Gemeint ist kein real existierender Ort, sondern eine Denkungsart, eine mentale Position. Daran anschließend kann auch der Ort der Psychotherapie nicht als realer (konkretistischer) Ort, sondern als ein symbolischer Raum, in dem die Begegnung von Therapeut und Patientin stattfindet, verstanden werden.

Warum brauchen wir eine Ethik, eine Antwort auf die Frage, was wir tun sollen? Bossinade sagt: »Der Grund ist einfach. Er lautet: der Nebenmensch, oder Mitmensch, oder Nächster, oder Anderer. Das Ethos bringt die Angehörigen einer Gemeinschaft dazu, ihr Denken und Tun auf andere einzustellen« (S. 609).

Für die Bestimmung eines ethischen Aufenthaltsorts der Psychoanalyse, einer Professionsethik, lauten die Begriffe bei Freud »Abstinenz«, »Versagung«, wie oben ausgeführt, oder »Vertrag«, eine »gewisse Reserve« (vgl. ebd.). Sie ergeben sich aus der Art der Beziehung zwischen Therapeut und Patientin, denn es handelt sich nicht um eine Alltagsbeziehung, in der die Beteiligten wie Du und Ich handeln, sondern im Schutz getrennter Funktionen. Bossinade formuliert die Verantwortung in diesem asymmetrischen Setting noch einmal um und sagt für den Therapeuten/die Therapeutin: »Spiel Deinen Part in der Übertragung, aber verwechsle nicht die Funktionen. Fürchte das Glück der pervertierten Ordnung, denn es ist wahrhaft maßlos« (S. 612).

Das ethische Handeln von Therapeuten ergibt sich aus der Verantwortung in ihrer besonderen Funktion und Rolle innerhalb des Settings und wird gestützt und gehalten vom Rahmen, innerhalb dessen der therapeutische Dialog stattfindet.

Das Thema des sexuellen Missbrauchs in Psychotherapien wurde in den USA schon seit ca. 25 Jahren diskutiert und hat damals in vielen Bundesstaaten dazu geführt, dass besondere Strafgesetze für sexuelle Übergriffe in Psychotherapie und Beratung erlassen wurden (vgl. Fischer et al., 1995, S. 144). In Deutschland beschäftigt sich erst in den letzten Jahren eine zunehmende Zahl von Fachleuten mit diesem Thema. Wie im Forschungsbericht (ebd.) erwähnt, existierte in Deutschland gegenüber den USA ein Diskussionsrückstand von mindestens zehn Jahren. Eine Kommission wurde mit dem Entwurf eines neuen Gesetzes beauftragt, da diese Art des Missbrauchs bis in das Jahr 1997 in Deutschland nicht als Straftatbestand galt. Im Jahr 1997 ist der Entwurf eines Änderungsantrages zu §174c Abs. 2 Strafgesetzbuch vom Kabinett gebilligt worden, der eine strafrechtliche Bestimmung zu sexuellem Missbrauch in der Therapie enthält. Hier ist in der Folge endlich eine Gesetzeslücke geschlossen worden, indem zum Schutze von Patienten und Patientinnen der sexuelle Missbrauch in Therapien fortan als Straftatbestand gewertet wird. Ehlert-Balzer (1992) wies in seinem Manuskript *Die Strafbewertung des sexuellen Missbrauchs in der Psychotherapie* darauf hin, dass die bis dato standes- und berufsrechtlichen Regeln allein keinen hinreichenden Schutz gewähren konnten, da in der Regel gerade nicht die unerfahrenen oder unzureichend ausgebildeten Therapeuten zum Täterkreis gehören, sondern öfter erfahrene, ältere, wohletablierte Kollegen. Rutter hat schon 1991 bemerkt, dass es naturgemäß schwierig ist, gegen diese in den eigenen Verbänden vorzugehen.

Es gab in Deutschland nur den §179 StGB, der eine Widerstandsunfähigkeit des Opfers forderte. Diese lag vor allem bei Vergewaltigung, sexueller Nötigung oder Körperverletzung vor. Ehlert-Balzer machte deutlich, dass es einer Pathologisierung und subtilen Entmündigung von Psychotherapiepatienten gleichkommt, vor Gericht den Beweis erbringen zu müssen, dass eine Widerstandsunfähigkeit vorlag. Da die scheinbare Freiwilligkeit aufseiten der Patienten Merkmal des sexuellen Missbrauchs in Therapien ist, sollte es in einem neuen Strafgesetz vor allem »um den Schutz vor Missbrauch eines besonders tiefreichenden Vertrauens- und Abhängigkeitsverhältnisses« gehen (Ehlert-Balzer, 1992, S. 4). Das besondere Abhängigkeitsverhältnis ist gerade dadurch gekennzeichnet, dass eine freie Zustimmung zu einem sexuellen Kontakt nicht möglich ist.

Zu einem ersten öffentlichen Hearing in Bonn mit dem Thema »Sexuelle Übergriffe in der Therapie – Kunstfehler oder Kavaliersdelikt?« (1991) wurden auf Initiative der Arbeitsgemeinschaft »Frauen in der psychosozialen Versorgung« Vertreter und Vertreterinnen der psychotherapeutischen Fachverbände eingeladen. Ziel war es, eine gemeinsame Resolution zu verfassen, die eine alle Fachverbände verbindende ethische Richtlinie darstellen sollte. Folgender Wortlaut wurde ohne Gegenstimme verabschiedet:

> »Es wird zunehmend bekannt, in welchem Ausmaß Frauen sexuellen Übergriffen in der Therapie und Beratung ausgesetzt sind und wie immens die Folgen für die

betroffenen Frauen sind. Sexuelle Übergriffe im Rahmen einer Therapie mißachten die Persönlichkeitsrechte der Patientin und verhindern den Selbstfindungs- und Heilungsprozeß bzw. führen zu neuen Traumatisierungen. Was immer die Patientin tut: Der Therapeut allein trägt die Verantwortung für die Grenzüberschreitung; denn im therapeutischen Kontext ist er der Mächtigere, und jeder sexuelle Kontakt ist ein Mißbrauch seiner Macht. Wir fordern deshalb alle therapeutischen Standesorganisationen und Ausbildungsstätten auf, sexuelle Abstinenz als Voraussetzung jeder Therapie/Beratung explizit zu nennen, in ihre Standesordnung aufzunehmen und sich bei Verstößen entsprechend zu verhalten. Wir fordern Konsequenzen für die Aus- und Weiterbildung und die Verbandspolitik, Hilfen für die betroffenen Frauen und Hilfen zur Selbsthilfe. Darüber hinaus fordern wir die Einfügung einer Vorschrift in das Strafgesetzbuch, die sexuelle Übergriffe in der Therapie explizit mit Strafe bedroht« (DGVT-Arbeitsgemeinschaft »Frauen in der psychosozialen Versorgung«, 1992, S. 90).

Diese Forderung wurde erfüllt.

In der Folge haben alle Therapieverbände über die Jahre Ethikkommissionen eingerichtet oder es sind gemeinnützige Ethikvereine zu Grenzüberschreitungen in der Therapie von Therapeutinnen und Therapeuten gegründet worden. Gerichtsverfahren bleiben aber strafrechtlich grundsätzlich problematisch, da die Beweislast bei der anzeigenden Patientin liegt, und in der Regel wirken sie retraumatisierend. Schleu und Gutmann (2015) führen dazu aus: »Das Opfer der Straftat wird hierbei zur Zeugin in einem Verfahren, in dem der Verteidiger des Beschuldigten im Sinne seines Mandanten versuchen muss, die Glaubwürdigkeit des Opfers zu erschüttern« (S. 239). Es wird deshalb nach Lösungswegen gesucht, in einem zivilrechtlichen Vergleich sexuelle Grenzverletzungen aufzuarbeiten.

Vorkommenshäufigkeit und Geschlechterverteilung

In dem erwähnten Forschungsbericht (Fischer et al., 1995) ist der Versuch unternommen worden, aufgrund von Angaben in der Literatur und von eigenen Untersuchungen annähernd relevante Zahlen zu ermitteln. Angesichts der Tabuisierung dieses heiklen Themas schwanken die Daten und ebenso die Einschätzung der Dunkelziffer.

Mit Blick auf die veröffentlichten Untersuchungen lässt sich zusammenfassend sagen, dass zwischen 7,1 und 13% der Therapeuten (im Durchschnitt also etwa 10%), die einen entsprechenden Fragebogen zurückschickten, sexuellen

Kontakt mit Patientinnen angegeben haben. Befragungen von Therapeuten in den USA verzeichneten seit der ersten Befragung durch Kardener et al. (1973) leicht rückläufige Zahlen, die jedoch mit der stärkeren öffentlichen Kritik, die diesem Verhalten entgegengebracht wird, zu tun haben können.

Zur Direktbefragung von Betroffenen lag unter anderem eine Untersuchung aus Deutschland vor, die an 2.619 Psychotherapiepatientinnen und -patienten zwischen 18 und 48 Jahren vom Münchner Institut für Rationale Psychologie für die Frauenzeitschrift *Petra* durchgeführt wurde (»Sex auf der Couch«, 1990). Von den Frauen gaben in dieser Untersuchung 8,3% an, dass es in der Psychotherapie zu sexuellem Missbrauch gekommen sei.

Im Forschungsbericht wurde aufgrund der vorliegenden Daten unter Einbeziehung auch der von Kassen nicht anerkannten Therapieformen bei einer Grundgesamtheit von ca. 200.000 Patienten/Patientinnen von einem Minimalwert von 600 Betroffenen pro Jahr in der BRD ausgegangen. In dieser Zahl war eine Dunkelziffer nicht enthalten. Schätzt man die Dunkelziffer entsprechend den Berechnungen Ertels (Fischer et al., 1995, S. 28), würden 20% aller Patientinnen betroffen sein.

Die zuletzt erforschten Daten und Zahlen vom Ethikverein e. V. Essen in Kooperation mit Prof. Strauss (Universität Jena) zeigen, dass in 230 Fällen grenzverletzenden Verhaltens 33% den sexuellen Missbrauch in der Therapie betreffen (Schleu, 2014, S. 41).

Tibone (2016) referiert zusammenfassend neuere Untersuchungen, die von einer realistischen Quote von 10% sexuell missbrauchter Patienten in allen Formen psychotherapeutischer und psychiatrischer Tätigkeit ausgehen, wobei in den meisten Fällen die Täter männlichen Geschlechts sind (S. 3).

Becker-Fischer und Fischer berichten in ihrem Buch *Sexuelle Übergriffe in Psychotherapie und Psychiatrie* (2008), dass empirische Studien zum Beispiel in den USA und in Deutschland belegen, dass etwa jeder zweite Psychotherapeut schon mindestens einmal eine Patientin in Therapie gehabt habe, die von einem Kollegen missbraucht wurde.

Hinsichtlich der Geschlechterverteilung deckt sich die Studie des Instituts für Psychotraumatologie weitgehend mit den Ergebnissen amerikanischer Untersuchungen. Durchschnittlich 90% der betroffenen Patienten sind Frauen, 10% Männer (Fischer et al., 1995, S. 37). Was die Geschlechterverteilung bei den Therapeuten angeht, steigen in den letzten Jahren die angegebenen Zahlen über missbrauchende Therapeutinnen. Es kann davon ausgegangen werden, dass insgesamt 82% der Täter Männer sind und 18% Frauen (ebd., S. 38). 77% der Fälle entstehen in der Konstellation Therapeut/Patientin, 3% in der Konstellation Therapeutin/Patient, in 15% der Fälle sind es lesbische und in 5% schwule Konstellationen.

Zu einem ähnlichen Ergebnis, was die Geschlechterverteilung betrifft, kommen Doktoranden der Universität Jena, die von Schleu (2015) auf der Tagung »Bindungskonferenz« bei Brisch in München vorgetragen wurden. Sie gehen von 95% weiblichen Betroffenen aus und von 90% männlichen Therapeuten.

Im Rahmen der psychotherapeutischen Ausbildung kommt es nicht selten zu sexuellen Intimitäten (Hutterer-Krisch, 2007, S. 235f.). Bei sexuellem Missbrauch in Zusammenhang mit der Ausbildung muss von einem Multiplikatoreffekt ausgegangen werden, das heißt, das hier »erlernte« Verhalten kann sich in die später selbst durchgeführten Therapien transportieren.

Schädigende Wirkungen

Bisher wird aufgrund vorhandener Veröffentlichungen – Erfahrungsberichte, klinische Erfahrungen und einige wissenschaftliche Untersuchungen – allgemein von einer schädigenden Wirkung sexueller Kontaktaufnahmen in psychotherapeutischen Behandlungen ausgegangen. Der historisch verbriefte Fall der tragischen Liebesverwicklung der damaligen Patientin und späteren Analytikerin Sabina Spielrein mit ihrem Analytiker C. G. Jung wurde 1986 durch die Veröffentlichung der Tagebuchaufzeichnungen und Briefe beider Protagonisten bekannt (Carotenuto, 1986). Es ist der erste gut dokumentierte Fall von sexuellem Missbrauch in psychotherapeutischen Behandlungen. Dieser Fall aus der Literatur scheint exemplarisch für viele Missbrauchstherapien zu sein, wie die Auswertung der hier vorgestellten Fallgeschichten zeigen wird.

Sabina Spielrein wird 19-jährig wegen schwerer psychischer Störungen in die Psychiatrische Klinik Burghölzli eingeliefert und dort vom 30-jährigen Jung behandelt. Dieser ist zu diesem Zeitpunkt zwar nur theoretisch mit der psychoanalytischen Methode Freuds vertraut, wendet sie aber mit gutem Erfolg bei der Patientin an. Nach zehn Monaten wird sie entlassen und die Behandlung wird ambulant fortgeführt. Hier beginnt die Liebesbeziehung innerhalb der therapeutischen Behandlung, die von Jung verharmlost oder gar geleugnet wird. Freud wurde selbst als Außenstehender in die Angelegenheit hineingezogen und schlug sich auf die Seite des männlichen Kollegen und Schülers. Der Fall soll ihn aber auch veranlasst haben, später das Abstinenzgebot so explizit zu verfassen. Cremerius nimmt im Vorwort zu den Veröffentlichungen Carotenutos (1986, S. 23) an, dass die oben erwähnten Worte Freuds, der Analytiker müsse auf seine Eroberung im Rahmen einer analytischen Behandlung keineswegs stolz sein, da er gar nicht als Person gemeint sei, auf Jung gemünzt waren.

Die Tagebuchaufzeichnungen lesen sich wie die furchtbare Geschichte einer leidenschaftlichen Liebesbeziehung bei gleichzeitiger Fortsetzung der Behandlung und sogar gleichzeitiger gemeinsamer wissenschaftlicher Arbeit. Jung zieht sich zurück, als die Patientin und Geliebte zu fordernd wird und er befürchtet, dass die Geschichte öffentlich werden und seine Ehe gefährden könnte. In dieser Zeit erhält die Mutter Spielreins einen anonymen Hinweis, den Frau Jung geschrieben haben soll. Die Mutter wendet sich hilfesuchend an Jung und bittet, da er doch »ihr Mädchen gerettet« habe, sie nun nicht zu »verderben«. Darauf antwortet Jung, dass er sich ärztlich nicht verpflichtet fühle, denn er habe nie ein Honorar verlangt. Außerdem schlägt er nun noch vor, ein Honorar auszusetzen als angemessene Entschädigung für seine Bemühungen, damit sie sicher sein kann, dass er seine Pflicht als Arzt einhalte (ebd., S. 12).

Es ist aber auch eine Geschichte der Komplizenschaft zweier Ärzte (Jung und Freud, die sich über die »Spielrein-Angelegenheit« verständigen) gegen eine geschädigte Frau. Eines der wissenschaftlichen Werke Spielreins befasst sich bezeichnenderweise mit der *Destruktion als Ursache des Werdens* (Spielrein, 1912), mit dem sie die Todestriebtheorie Freuds vorwegnimmt. Cremerius fragt sich hier zu Recht, warum die meisten Werke dieser Wissenschaftlerin in Vergessenheit geraten sind und kaum zitiert werden. Spielrein hat mit den schädigenden Folgen dieser Beziehung ein Leben lang gerungen, trotz aller Verletzungen mit dem Vorsatz verbunden, sich liebend von Jung zu trennen.

Auf der anderen Seite steht Jung, dem diese Episode lästig war und der wenig Interesse daran hatte, sich ihrer zu erinnern. Der bis heute strittige Punkt, ob der sexuelle Akt denn auch vollzogen wurde, der zur Exkulpation Jungs häufig ins Feld geführt wird, da die Tagebuchaufzeichnungen dies offen lassen, wird von Cremerius als sekundär zurückgewiesen:

> »Ist die hier vertretene Ansicht, daß der sexuelle Akt selber das fundamental Traumatisierende sei, nicht bloß Teil jener uralten paternalistischen Überbewertung des Hymen? Sind nicht Täuschung, Verrat, Demütigung und Mißbrauch von Vertrauen, die Zerstörung von Würde und Selbstwert, viel folgenschwerer für ein junges Mädchen, dem dies alles geschehen ist?« (Carotenuto, 1986, S. 21).

Die Dynamik dieses Falls von Missbrauch in einer Therapie, in der eine liebende junge Frau in der Übertragungssituation einer Therapie eine sexuelle Beziehung zu einem narzisstisch liebenden, ausbeutenden Therapeuten eingeht, ist auch für die hier vorgestellten Fallgeschichten von Bedeutung; ebenso das Doppelte im Therapeuten, der, wie hier Jung Freud gegenüber, exkulpiert werden möchte bei gleichzeitiger Leugnung des Vorgefallenen.

Eine der ersten Studien ist die von Chesler (1972/1989), die als Folgetherapeutin elf Frauen behandelte und in einem Kapitel ihres Buches *Women and Madness* unter dem Titel »Sex between patient and therapist« vorstellte. In ihrer Wirkung ist diese Studie bahnbrechend, da sie in den USA einen Diskussionsprozess ins Rollen brachte. In allen Fällen hatten die Frauen mit gravierenden Folgeschäden zu kämpfen, waren kaum in der Lage, ihre Wut auszudrücken, drei von den vier als »sophisticated« bezeichneten Frauen gaben sich selbst die Schuld am Geschehen und wollten den Namen des Therapeuten nicht preisgeben: »for fear of harming his reputation« (ebd., S. 145). Es folgen weitere Veröffentlichungen von Therapeuten, Folgetherapeuten und Supervisoren im amerikanischen Raum, die alle schädigende Wirkungen konstatieren (vgl. Bouhoutsos et al., 1983; Pope & Bouhoutsos, 1992; Bates & Brodsky, 1990).

Die Studie von Apfel und Simon (1985) beruht auf der therapeutischen und supervisorischen Tätigkeit in fünfunddreißig Fällen und benennt nachstehende, sich immer wiederholende Folgesymptome (zitiert nach Fischer et al., 1994, S. 39):

> »1. Ambivalenz gegen Therapeuten und Therapie überhaupt
> 2. Infragestellen des eigenen Realitätssinns und der eigenen Gesundheit
> 3. Wiederholung und Verstärkung pathogener Kindheitssituationen
> 4. Abhängigkeit vom Therapeuten
> 5. Eingangssymptome bestehen fort oder verstärken sich
> 6. Eingeschränkte Fähigkeit zu intimen Beziehungen zu Männern überhaupt
> 7. Wut und Rachegelüste gegen Männer allgemein
> 8. Exzessive Schuld- und Schamgefühle
> 9. Hemmung der Fähigkeit zum Phantasieren
> 10. Dramatische und abrupte Beendigungen der Therapie führen zu ernsten Krisen, schwerer psychischer Desorganisation bei den betroffenen Patienten.«

Pope und Bouhoutsos (1992) stellen die bis zu diesem Zeitpunkt vorliegenden Forschungsergebnisse vor und kommen zu folgendem Schluss:

> »Insgesamt neigt sich die Waagschale der empirischen Ergebnisse deutlich zugunsten der schädlichen Folgen für fast alle Patienten, die sexuelle Beziehungen zu ihrem Therapeuten hatten. Aus den Einschätzungen der Patienten selbst und auch der

>›Nachsorge-Therapeuten‹ wird deutlich, dass eine beträchtliche Gruppe von Menschen, die Hilfe suchen, durch sexuelle Verwicklungen mit Therapeuten Schaden nehmen« (S. 107).

Für den deutschsprachigen Raum sind die Folgeschäden gleichermaßen benannt worden (Becker-Fischer & Fischer, 2008) und konnten in der diesem Buch zugrundeliegenden Forschungsarbeit bestätigt werden. Die Ergebnisse werden im Kapitel »Auswirkungen des Missbrauchs auf die Symptomatik der Patientinnen« beschrieben.

Die Fallgeschichten

In den folgenden dreizehn kommentierten Fallgeschichten kommen elf weibliche Patientinnen (zwei Fallgeschichten betreffen dieselbe Patientin, Greta, sie ist in zwei aufeinanderfolgenden Behandlungen sexuell missbraucht worden) und ein Therapeut zu Wort. Sie schilderten der Autorin in tiefenpsychologisch durchgeführten Interviews ihre Sicht der Abfolge der Ereignisse in den Behandlungen, in deren Verlauf es zu sexuellen Übergriffen kam. Sie berichten aus dem intimen Spannungsfeld ihrer Therapie, von ihrer damaligen Gefühlslage während der fortlaufenden Behandlung, wann Wendepunkte im Erleben eintraten und wie es ihnen nach Abbruch oder Abschluss der Behandlung ging; und auch, wie sie das Geschehen aus heutiger Sicht beurteilen. Zwei der hier als Patientinnen bezeichneten Frauen sind in einem therapeutischen Ausbildungsverhältnis missbraucht worden.

Ingrid

> »Ja, ich denke, so ganz klar war dieses Schmeicheln, ich habe mich wertlos gefühlt, eher als graue Maus, und dann kommt mir jemand und sagt: Ich bin attraktiv.«

Ingrid war Studentin, der Therapeut Professor an derselben Hochschule. Da er auch Psychotherapeut ist, entschloss sich Ingrid, bei ihm nach einem Psychotherapieplatz zu fragen. Der Altersunterschied zwischen ihnen beträgt etwa 15 Jahre. Er diagnostizierte im ersten Vorgespräch für die Therapie sexuelle Probleme, derentwegen sie aber primär nicht gekommen war. Es ist die Besonderheit dieser Therapie, dass ein sexueller Kontakt mit dem Therapeuten, auch Aktivitäten wie gemeinsames Nacktbaden, von Beginn an zum »Therapieprogramm« gehörten. Auch fand die Therapie an ungewöhnlichen Orten statt: Erstgespräche im Bistro und in seinem Universitätsbüro, an Wochenenden im Whirlpool im Hause des Therapeuten und in seinem Arbeitszimmer gemeinsam mit seiner Ehefrau. Die Therapie wurde außerdem von sogenannten »Kompaktseminaren« begleitet, in denen Studenten und Studentinnen mit Patienten und Patientinnen gemischt wurden. Ingrid nahm als erstes an einem »Kompaktseminar« teil, bei dem Nacktbaden zum Pflichtprogramm gehörte. Es wurde ein Antrag an die Kasse auf Kostenübernahme gestellt, und in einem nächsten Einzelgespräch wurde Ingrid noch einmal nahegelegt, dass sie wegen ihrer sexuellen Probleme sexuell aktiv sein müsse und sich ihre anderen Probleme dann erledigen würden. Das sexuelle Aktivsein könne sie mit ihm, dem Therapeuten, üben. Das würde er nicht jeder Patientin vorschlagen, aber eine, mit der er es schon einmal praktiziert habe, habe schon nach fünf Sitzungen sehr davon profitiert.

Es ist deutlich, wie der Therapeut versuchte, sein ungewöhnliches Therapieprogramm zu lancieren: Er sprach die narzisstischen Bedürfnisse von Ingrid an, und sie fühlte sich auch geschmeichelt, wobei ihm ihre »Naivität« zugutekam. Der Therapeut bot etwas Doppeltes, Widersprüchliches an: Das Therapieprogramm war von vornherein auf *seine* sexuellen Bedürfnisse abgestimmt, wobei vorgegeben wurde, es diene *ihrer* Gesundung. Es kann nur vermutet werden, dass der Therapeut wahrscheinlich selbst davon überzeugt war, dass durch sexuellen Kontakt mit ihm – bei dem es jedoch, wie später noch gezeigt wird, fast ausschließlich um seine Befriedigung ging – Patientinnen »geheilt« würden.

Seine Ehefrau wurde auch gleich als Partnerin bei den sexuellen Terminen eingeführt, und während des zweiten Vorgesprächs rief seine kleine Tochter an. Ingrid wurde trotz des scheinbar »seriösen« Therapieangebots rot, während er mit der Tochter telefonierte: »... und dann war er ganz der Papa und ich war ganz rot.« Es wurde direkt zu Beginn nicht nur ihr Bedürfnis, sich als etwas Besonderes zu fühlen, angesprochen, sondern es wurden auch Dreieckskonstellationen eingeführt, die sie verwirrten, aber auch anzogen. Sie formuliert ihre damaligen Gefühle so: »Bei dem läuft nichts, wie ich es mir so vorstelle, und hoffentlich nimmt er das [gemeint ist das Nacktbaden] nicht zurück.«

Zum ersten Termin in seinem Haus am Wochenende kam Ingrid zu spät. Er saß mit seiner Frau im Whirlpool, sie sollte sich ausziehen und dazusetzen. Dann sollte sie im Whirlpool mit seiner Frau den Platz tauschen (!), sich neben ihn setzen und ihn anfassen – seine Frau sei nicht eifersüchtig. Das fand sie merkwürdig und begriff erst nach Aufforderung, dass sie ihn am Penis anfassen sollte. Danach fand ein Ortswechsel zum Arbeitszimmer (!) mit Couch und Laken statt. Durch den klinischen und büromäßigen Rahmen wird eine Therapie- und Arbeitsatmosphäre suggeriert, die den Rahmen für die sexuellen Handlungen geben soll.

Die Ehefrau sagte zu ihr, dass sie ihr jetzt vormache, wie man oral befriedigt, und sie das dann nachmachen solle. Ingrid erinnert sich noch, dass er am Ende fragte, ob sie einen neuen Termin wolle, und dass sie zugestimmt habe, sie habe noch nicht viel gelernt. Als er sie im Auto nach Hause fuhr, gab er noch den Hinweis, dass sie das orale Befriedigen zu Hause mit einer Banane üben könne. Die Autorität des Therapeuten ist demnach gleichzeitig auch mit der des Hochschullehrers vermischt, bei dem man etwas lernt. In der Übertragung auf ihn als elterliche Autorität und Lehrer passte sie sich nicht nur seinen Vorgaben an, sondern fühlte sich auch gedrängt, seine Wertvorstellungen zu übernehmen: Beim zweiten Termin hat sie ihn oral bis zum Orgasmus befriedigt, woraufhin er fragte, ob sie nicht stolz auf sich sei. Eigentlich wusste sie gar nicht, wie sie sich fühlte, aber sie bestätigte es, weil die Therapie ja sonst nicht funktioniert hätte. Gleichzeitig schämte sie sich vor ihm wie eine dumme Schülerin, der man sozusagen noch das kleine Einmaleins beibringen musste.

Sie bekam mit der Begründung, sie solle sich erst einmal genau überlegen, was sie lernen wolle, keinen weiteren Termin. Da sie nicht wusste, was sie lernen wollte, bemühte sie sich nicht um einen weiteren Einzeltermin.

Im darauffolgenden Jahr nahm Ingrid an einem Therapieurlaub in Spanien teil: eine sogenannte Theoriesexgruppe mit praktischen Übungen. Die Aufgabenstellung in der zweiten Woche des Therapieurlaubs lautete für die Gruppe, dass sich immer ein Mann und eine Frau miteinander verabreden und beobachten sollten, was sexuell mit ihnen passiere. Auf die Nachfrage des Therapeuten, welcher Mann für sie reizvoll sein könne, fiel ihr keiner ein. Er bot sich selbst an, sie lehnte aber ab. Obwohl sie sich vorgenommen hatte, nicht mitzumachen, willigte sie ein, als er ihr den Vorschlag machte, dass die Begegnung auch zu dritt stattfinden könne – mit einer weiteren Frau. Ingrid sagt: »Da war es alles weg, weil es für mich wieder reizvoll war.« Wie im Vorgespräch, als die Tochter anrief und sie rot wurde, mutet das Reizvolle der Dreieckskonstellationen ödipal an, bei denen sozusagen im Rollentausch die Tochter zur Mutter oder Geliebten werden kann oder die Tochter (Patientin) im Beisein der Mutter sich zum Vater ins Bett traut. Dies wurde nun alles nicht als Bewusstwerdung möglicher unbewusster Wünsche in der Fantasie bearbeitet, sondern es wurde in der Realität ausagiert, wobei Ingrid stets die Verliererin im Dreieck war.

Ingrid, der Therapeut und eine seiner »Assistentinnen« haben sich dann zu dritt in seinem Schlafzimmer getroffen. Sie fühlte sich neben ihm nicht wohl und wollte neben der Frau liegen. Die beiden Frauen wendeten sich einander zu. Dann forderte die »Assistentin« Ingrid auf, sich jetzt um den Mann zu kümmern. Sie wollte das nicht, woraufhin die beiden anderen in ihrem Beisein miteinander Geschlechtsverkehr hatten. Später wurde sie dann von ihm vor der ganzen Gruppe als die große Verliererin hingestellt, und außerdem verbreitete der Therapeut, dass jetzt klar sei, dass sie lesbisch sei. Nach dieser traumatischen Situation reagierte Ingrid mit dem aus Traumatherapien bekannten Phänomen des »Tuning out« auf den Missbrauch und die Demütigung. Sie sagt selbst: »Da hab' ich mich einfach total leer gefühlt.«

Nach dem »Therapieurlaub« wurde sie gebeten, von der Gruppe, die bei ihm zu Hause stattgefunden hatte, in eine neue Gruppe zu wechseln, die sich in der Universität treffen sollte. Sie habe den Wechsel damals nicht verstanden, aber im Nachhinein denkt sie, dass er sie in der neuen Gruppe brauchte, da sie immer verlässlich anwesend war. Sie hoffte damals, dass dieser Wechsel sie endlich irgendwie weiterbringen würde.

Im weiteren Verlauf schickte sie eine Freundin, die eine Therapie machen wollte, zu ihm. Als die Freundin ihr vom Erstgespräch berichtete und sie merkte, dass der Freundin praktisch derselbe Therapievorschlag gemacht wurde wie ihr damals, trat bei Ingrid eine erste deutliche Distanzierung ein. Ihre Freundin hatte noch keine sexuellen Erfahrungen, und sie sagt: »Er kann ihr keine – dachte ich mal so – Angebote machen, so verantwortungsvoll muss er sein. ... Da hab ich gedacht, das kann nicht wahr sein, also, weggekommen bin ich eigentlich dadurch, ... das war dann mein zweiter Therapeut.«

Es ist bekannt, dass Inzestopfer sich als Kinder und Jugendliche nicht selbst schützen und abgrenzen, aber ein Geschwister beschützen und sich dadurch distanzieren können. Erst in der Identifikation mit dem Geschwister wird die eigene Lage deutlich. So erlebte Ingrid hier stellvertretend an ihrer Freundin die Ungeheuerlichkeit des Angebots und verstand diesmal ganz deutlich, dass sie keineswegs allein die Auserwählte war. Vielleicht war die Tatsache, dass sie eine Freundin zu ihm schickte, auch als ein von Ingrid unbewusst vorgenommener Test des Therapeuten zu verstehen, denn nach dieser Situation setzte eine Distanzierung und somit ein Wendepunkt in der Behandlung ein.

Ingrid hatte in dieser Zeit an einem Seminar über Sterbemeditation (!) teilgenommen. Durch ihre Teilnahme dort (der Seminarleiter wurde dann ihr zweiter Therapeut) und die Begebenheit mit ihrer Freundin begann die Ablösung aus der Missbrauchstherapie. Sie teilte dem Therapeuten mit, dass sie das Gefühl habe, bei ihm nicht weiterzukommen. Daraufhin setzte er gekränkt ein Ende. Die letzte vereinbarte Stunde fiel aus, weil an dem Tag sein Kind geboren wurde.

Ingrid berichtet von einer Kampagne von »Zartbitter« gegen den Professor und Therapeuten, in deren Verlauf auch sie vor Gericht Aussagen macht. Sie hatte aus der Presse und über Bekannte von der von »Zartbitter« gestarteten Kampagne gehört. Daraufhin rief sie dort an und wurde gefragt, ob sie auch Patientin gewesen und missbraucht worden sei. Obwohl sie das in der Therapie Erlebte bis dahin nicht als Missbrauch bewertet hatte (sie hatte gedacht, sie sei ja volljährig gewesen und deshalb auch verantwortlich), antwortete sie aus Sorge, dass »Zartbitter« sie sonst wieder wegschicken würde, mit »Ja«. Sie befand sich erneut in einer Situation, in der sie dachte, dass sie sich den Forderungen anderer Autoritäten unterwerfen muss, um nicht weggeschickt zu werden. Innerlich war sie überhaupt nicht sicher, ob es nun ein Missbrauch war oder nicht. Wenn der Therapeut nicht aus Gekränktheit die Beziehung beendet hätte, wäre sie geblieben. Ihr Gefühl am Ende der Therapie war zwiespältig: Einerseits war sie »total sauer«, als sie merkte, dass er einfach beleidigt war, weil sie gesagt hatte, dass sie nicht weiterkäme. Andererseits wäre sie gern noch geblieben, war selbst gekränkt wegen seiner Zurückweisung und fühlte sich ausgeschlossen. Sie erinnert sich, dass man bei ihm zum »inneren Kreis« gehörte, wenn man mit Küsschen begrüßt wurde, und dass sie auch zeitweilig dazugehörte. Auf diese narzisstisch bestätigenden Gefühle, zu einem ganz besonderen Kreis zu gehören, muss sie nun verzichten.

Der »innere Kreis« mutet sektenartig an, auch die Angst vor Verlassenheit, wenn man nicht mehr dazugehört. Es ist ein Indiz für die narzisstischen Bedürfnisse des Therapeuten, dass er sich nach Aussage Ingrids einen solchen Kreis (»Harem«) von Spezialpatientinnen, die ihm hörig waren, geschaffen hatte.

Ihre Gefühlslage war damals sehr diffus und ist auch heute noch schwankend: »… dass mir ganz lange, das war ein Gefühl, für das ich überhaupt nie Namen dazu hatte, zu dem, was da passiert ist. Und immer das Gefühl, ich habe mich ja darauf eingelassen.« Das Namen- und Fühllose erinnert wieder an den Bewältigungsmechanismus des »Tuning out«, mit dem Ingrid in diesem Fall innere Impulse von Angst, Wut und Ohnmacht abwehren muss.

Sie erinnert sich deutlich an die Anfangssituation in der Therapie. Es wird klar, wie sie mehrmals kritische innere Stimmen außer Kraft setzte: Sie hatte schon am Anfang Zweifel, ob sie nicht manipuliert würde, und als der Therapeut einmal in der Therapie erzählte, er sei am Wochenende in einem Stripclub in London gewesen und danach von seiner Frau vergewaltigt worden, er ließe sich »nun mal gern einen blasen«, da dachte sie: »Halt, Stop, warum muss ich das denn bei ihm machen?« Aber solche Zweifel wurden sofort wieder zur Seite geschoben und verdrängt.

Ingrid spürt auch Jahre nach der Therapie nur sehr zögerlich und verhalten Zorn oder Wut. Ihre Halt- und Schutzbedürfnisse, die von ihm missbraucht wurden, bleiben im Vordergrund. Eigentlich findet sie immer noch, dass er diese Bedürfnisse uneigennützig hätte befriedigen sollen (vgl. die später erläuterte »Geschichte von Jemima Puddle-Duck«). Sie verspürt Traurigkeit und behält die Hoffnung, dass er es doch vielleicht gut mit ihr gemeint habe und sie doch beschützen wollte: »Ich weiß nur von ner Traurigkeit, dass ich mir eigentlich gewünscht habe, dass er mich beschützen soll, und dass er das nicht gemacht hat. Und manchmal so wie ne Illusion, dass er das wohl mal machen wollte.« Wenn Ingrid sich diese ihre Situation vergegenwärtigt, kommt aber auch ein Gefühl der Wut bei ihr hoch wegen des Vertrauens, das sie ihm und der Therapie entgegengebracht hatte. Es sei doch seine klare Absicht gewesen, jeder Frau (Patientin) ein sexuelles Angebot zu machen. Hier benennt Ingrid es als Missbrauch.

Eine biografische Parallele in ihrem Leben scheint ihr Bedürfnis zu sein, es einem respektierten Erwachsenen recht zu machen. Sie erinnert sich, dass sie schon früher immer darum gekämpft habe, vertrauen zu können, sich angestrengt hat, es (vermutlich einem Elternteil) recht zu machen, um vielleicht selbst einmal etwas zurückzubekommen.

Else

> »Weil ich dann wieder ja verurteilt würde. Dass es an mir liegt, dass das falsch ist, was ich da gesehen habe, dass er recht hat.«

Es handelt sich um eine ca. einjährige Therapieerfahrung, in deren Verlauf es zu körperlichen und – in Form sexualisierter und erotisierter Sprachinhalte – verbalen Grenzüberschreitungen kam. Else plagt sich auch heute noch – es sind seit Beendigung der Therapie zwei Jahre vergangen – in einem Zustand von »Verwirrtsein« damit, nicht eindeutig zwischen ihren eigenen Schwierigkeiten mit Männern und dem Verhalten des Therapeuten trennen zu können; nicht zu wissen, welchen Anteil sie an den missbräuchlichen Situationen hatte und wie ihre eigenen Probleme damit verwoben waren. Das ist auch der Grund gewesen, warum sie sich auf diese Therapie einließ, obwohl sie schon am Anfang spürte, dass der Therapeut ihr auf eine merkwürdige Weise körperlich und verbal zu nahe trat.

Eine ihrer Schwierigkeiten besteht biografisch bedingt darin, wenig Vertrauen zu Männern haben zu können. Sie ist in einer durch den Vater ständig sexuell aufgeladenen Familienatmosphäre aufgewachsen, in der er sie häufig mit verbalen sexuellen Anspielungen verfolgte. Er war als »Krüppel« aus dem Krieg heimgekehrt, und sie hat als Kind immer versucht, ihn wegen seiner Behinderung zu entschuldigen. Als erwachsene Frau kann sie sich jetzt durchaus gegen den Vater wehren, aber in der Therapie rutschte sie in der Übertragung in eine Abhängigkeit zum Therapeuten, die sie als schlimmer beschreibt als die zum Vater. Wie ihren Vater versucht sie trotz ihrer unguten Gefühle, das Verhalten des Therapeuten zu ent-schuldigen. Die Mechanismen des Vaters erscheinen ihr jetzt plump und durchschaubar, die des Therapeuten subtil und wenig greifbar. Die Methode der bioenergetischen Körperübungen tut das ihre, die Sexualisierungen zu verschleiern.

Wegen einer Schwindelsymptomatik wurde ihr von einer Klinik eine Gestalt- oder bioenergetische Therapie empfohlen. Sie meldete sich daraufhin bei dem bioenergetisch arbeitenden Therapeuten, wurde am Telefon auf eine zwei- bis dreimonatige Wartezeit hingewiesen, bekam aber nach dem ersten Vorgespräch sofort einen Therapieplatz.

In der Folge schildert Else die Situationen, von denen sie annimmt, dass sie grenzüberschreitend waren. Bei Atemübungen etwa hatte sie das Gefühl, dass er seine Hand absichtlich über ihre Brust streifte, statt sie abzuheben. Körperübungen wie »Heranziehen und Wegstoßen« wurden dazu benutzt, anschließend Fragen zu ihrer Sexualität zu stellen – ob es denn mit ihrem Freund nicht schön sei etc. –, ohne dass sie selbst das Thema angeschnitten hatte. Einmal saß er neben ihr auf der Liege und sagte, dass sie ihn an der Schulter nehmen und heranziehen oder wegstoßen solle. Else wollte das nicht, woraufhin der Therapeut sie unter Druck setzte. Er sagte, sie sei bockig und zickig, und er könne nur mit ihr arbeiten, wenn sie ihm hundertprozentig vertraue. In der darauffolgenden Sitzung sagte sie ihm, dass es sie wütend gemacht habe, mit dem Vertrauen-Können so unter Druck gesetzt zu werden. Nur so könne er ihr helfen, war erneut seine Antwort. Dann sprach er wieder detailliert über Sexualität. Überhaupt kam es ihr so vor, als sei er sehr daran interessiert gewesen, sexuelle Themen ausführlich zu besprechen. Dabei habe sie seinen Blick kaum ertragen können. Einmal habe sie dies angesprochen und sei dabei von ihrem Sitzplatz aufgestanden. Da sei er auf sie zugekommen, habe sie in den Arm genommen und dabei eine Erektion gehabt. Sie zweifelte zuerst an ihrer Wahrnehmung, aber als er tief durchatmete, um sich unter Kontrolle zu bringen, habe sie an seiner zurückgehenden Erektion gemerkt, dass sie dies richtig wahrgenommen hatte.

Ein anderes Mal machte er eine Übung, bei der er Else von hinten festhielt und mit rhythmischen Bewegungen seinen Unterleib ihr näherbrachte. Sie spürte seine Geschlechtsteile, »es schlackerte alles zwischen meinen Beinen hin und her«. Dabei bemerkte sie, dass er unter seiner Stoffhose, einer Art Jogginghose, keine Unterhose trug.

Obwohl Else diese Wahrnehmungen hatte und spürte, dass die Sexualisierungen von ihm ausgingen, schob sie sie weg, verdrehte ihre Wahrnehmung zu seinen Gunsten und fragte sich, ob er vielleicht damit ihre Schwierigkeiten, die sie mit Männern hat, testen wolle. Gleichzeitig gab es Sitzungen, in denen sie sich angenommen und aufgehoben fühlte, die ihrem Bedürfnis nach Getragen- und Gehaltenwerden nahekamen. Hätte sie ihren Wahrnehmungen vertraut, so hätte sie auch auf diese Situationen verzichten müssen.

Während einer anderen Sitzung bemerkte Else, dass der Therapeut bei geöffnetem Mund sehr langsam seine Zunge kreisen ließ. Sie konnte es nicht einordnen, quälte sich mit der Frage, was das zu bedeuten habe, und sprach es in einer der nächsten Sitzungen an. Daraufhin bekam sie das Problem zugeschoben: »Ja, ja, das wäre wieder mein Wahn, dass ich mich von allen Männern angemacht fühle.« In den »merkwürdigen« Sitzungen habe sie »ein rein subjektives Gefühl« gehabt, dass seine Augen plötzlich glasig wurden; sie hatte oft den Verdacht, dass er erregt war. Einmal habe er gefragt, ob ihr schon mal jemand etwas zu ihren Augen gesagt habe, wobei bei ihr wieder eine »Lampe anging« und sie schnell versucht habe, sich nicht auf diese Ebene einzulassen.

Es ist anzunehmen, dass der Therapeut in seinen erregten Zuständen getestet hat, inwieweit Else bereit war, sich auf einen sexuellen Kontakt mit ihm einzulassen. Da sie aber weder den Wunsch hatte, für ihn jemand Besonderes zu sein, noch sich in ihn verliebte, kam es nicht zu manifesten sexuellen Übergriffen. Wenn sie sich manchmal traute, ihn nach solchen Testsituationen zur Rede zu stellen, wurden ihre Wahrnehmungen zum Eigenschutz des Therapeuten verdreht. Das brachte sie in einen Zustand zunehmender Verwirrung und Symptomverschlechterung.

Bis zu diesem Zeitpunkt war sie wütend auf den Therapeuten gewesen, der ihr Vorwürfe machte, dass sie kalt, dominant und frech sei, nichts Weibliches an sich habe. Sie reagierte zwar patzig und trotzig, war aber im Grunde völlig verwirrt und nicht mehr in der Lage zu beurteilen, was denn nun stimmte. Sie konnte kaum mehr aus dem Haus gehen und suchte bei einer anderen Therapeutin Rat. Vielleicht um ihn zu schützen oder aber aus den genannten Gründen des Selbstzweifels erzählte sie dort jedoch gerade die zweideutigen Geschehnisse nicht deutlich, was einem Festhalten an der missbräuchlichen Situation gleichkam. Die Therapeutin riet ihr, dem Therapeuten noch eine Chance zu geben, was fatale Folgen hatte. Else verstärkte ihre Anpassung an seine Autorität durch

Schuldzuweisung an sich selbst und Unterdrückung ihrer Wut: »Na gut, es liegt alles an mir, ich bin nicht zugänglich genug.« Von da an ging es ihr richtig schlecht, bis sie sozusagen aus der Therapie in eine Klinik floh.

In der Klinik erzählte sie von ihren Wahrnehmungen aus der Therapiesituation, zum Beispiel von der Erektion des Therapeuten. Die Therapeutin in der Klinik wiegelte ab: »Ich wäre ja wohl eine attraktive Frau und das könne passieren in Bioenergetik.« Diese Stellungnahme half ihr aber zu erkennen, dass er sie in diesem Fall ja nicht von sich aus hätte in den Arm nehmen müssen. Es wurde ihr aber auch gesagt, dass der Therapeut Grenzen überschritten habe und sie den Therapeuten wechseln solle. Das Schwanken zwischen Bagatellisieren und Ernstnehmen der Geschehnisse spiegelte Elses Zerrissenheit und auch die Hilflosigkeit der Therapeutinnen, zu solch übergriffigen Therapien Stellung zu nehmen. Auf die Bemerkung, dass es doch eine gravierende Sache gewesen sei, dass der Therapeut bei bioenergetischen Übungen mit Else als seiner Patientin keine Unterhose getragen habe, erinnert sich Else, dass die Therapeutin in der Klinik gemeint habe, es könne ja auch so eine Marotte von ihm gewesen sein. Die Therapeutin, bei der sie sich zum Zeitpunkt des Interviews in Weiterbehandlung befand, schwankte zwischen der Beurteilung, dass ihr Therapeut wohl ihr Bestes wolle, und der einmal spontan geäußerten Ansicht, dass er ja noch schlimmer als die anderen Männer sei.

Nach dem Klinikaufenthalt wollte Else unbedingt noch ein Abschlussgespräch mit dem Therapeuten führen, weil sie »so eine Stinkwut« hatte, die sie loswerden wollte. Während des abschließenden Gesprächs setzte aber wieder der Übertragungsmechanismus der Anpassung an eine Autorität ein, diese ohnmächtigen und beklemmenden Gefühle, wie sie sagt, sodass sie ihre Wut einfach nicht aussprechen konnte. Im Gegenteil, die Wut kehrte sich sogar um und sie hatte Angst vor einer Verurteilung durch ihn, Angst, an allem schuld zu sein, alles nicht richtig zu sehen. Dieses Schuldgefühl hat sie sogar am Abend vor dem Interviewtermin: »Ja, als ich an das Gespräch heute gedacht habe, kam diese Schuld auf, du machst jetzt deinen Mund auf und petzt.« Der Therapeut konnte in diesem Gespräch im Gegenzug mit ihren Beschwerden und Fragen nichts anfangen, sondern antwortete mit Unverständnis bis hin zu dem Geständnis, dass er ihr doch von Anfang an sein Herz geöffnet habe, aber sie bis zum Schluss »zugeknöpft« geblieben sei. Die Asymmetrie wurde von ihm aus narzisstischen Gründen vollkommen geleugnet. Er war derjenige, der sich von einer Frau, die ihn als Mann abgewiesen hat, zurückgestoßen und verletzt fühlte.

Die Verletzung ihrer Bedürfnisse nach Liebe, die vom Therapeuten sexuell beantwortet wurden, drückt sie mit folgenden Worten aus: »Der Therapeut hat es auf so eine sehr liebevolle Art eingebaut. Und genau danach habe ich ja gelechzt. Verständnis, ja auch Liebe, nicht diese Liebe, sondern dass mich jemand annimmt, mich ernst nimmt usw.«

Es fallen Else zunehmend weitere »merkwürdige« Situationen ein, so etwa peinliche Gefühle aus der Therapie, als sie aufschreiben sollte, welche Schauspieler, Sänger oder andere berühmte Männer sie »toll« fände und welchen Mann sie im Bett haben wolle, oder auch eine Missbrauchssituation, in die sowohl die Klinik als auch ein dort hospitierender »Co-Therapeut« verstrickt waren. Der Co-Therapeut sei nach einer Gruppentherapiesitzung auf sie zugekommen und habe ihr gesagt, dass man durch einen Spalt ihrer Weste ihren Busen sehen könne. An diesem Tag sei es sehr heiß gewesen, sodass sie unter der Weste nichts getragen hatte. Sie hatte während der ganzen Sitzung gemerkt, dass er sie anguckte, und sich nach der Bemerkung »ganz beschissen« gefühlt. Später zu Hause erfuhr sie von einer ehemaligen Mitpatientin, von der sie weinend angerufen wurde, dass diese von dem Co-Therapeuten nach dem Klinikaufenthalt einen Brief bekommen habe, in dem er ihr erklärte, wie sehr er sich in sie verliebt habe. Daraufhin verbrachten die beiden ein Wochenende miteinander. Danach habe er die ehemalige Patientin fallen gelassen. Von der Klinik war er den Patienten als Arzt, der gerade seine Doktorarbeit schreibe, vorgestellt worden. In Wirklichkeit war er ein Krankengymnast, der seine Abschlussarbeit schrieb und in der Klinik hospitierte. Hier hat Else nachträglich gleich von zwei Seiten missbräuchliches Verhalten erlebt, das an die Patienten herangetragen wurde: sowohl von der Klinik, die den sogenannten Co-Therapeuten sozusagen unter falschem Firmenschild vorgestellt hat, als auch von diesem selbst, der die abhängige Situation einer ehemaligen Patientin ausnutzte, um ein sexuelles Abenteuer zu erleben.

Obendrein ist Else erneut mit dem Missbrauchsthema in Therapien konfrontiert worden, als sie eine Selbsthilfegruppe für Frauen mit einer Angstsymptomatik per Annonce ins Leben rufen wollte. Sowohl die Frauen, die kamen, als auch solche, mit denen sie nur telefonierte, hatten Erfahrungen mit verbalen und körperlichen Zweideutigkeiten und Übergriffen in ihren Therapien gemacht.

Die erschreckende Ubiquität missbräuchlichen Agierens in therapeutischen Situationen wird durch die Hinweise Elses, wo sie überall mit dieser Thematik konfrontiert wurde, aufgezeigt. Else selbst kann sich bis zum jetzigen Zeitpunkt nicht aus einer gewissen Verwirrung lösen, ob der Therapeut die Sexualisierungen bewusst als therapeutisches Mittel angewandt hat oder ob er wusste, dass es nicht zulässig war. Sie fasst es zusammen in dem Satz: »Also nach dem Motto: Ist er ein Schwein oder nicht?«

Kathrin

> »Also ich wusste aus Büchern, zwischen Therapeuten und Patienten bzw. Klienten dürfen keine persönlichen Beziehungen bestehen, das hatte ich schon gelesen.«

Kathrin berichtet von ihren Beschwerden, die sie mit 31 Jahren eine Therapie beginnen ließen: starke Magenschmerzen seit ihrem 17. Lebensjahr, Essprobleme und im Verlauf der Therapie neue Symptome wie das Gefühl, keine Luft mehr zu bekommen, Angst, ohnmächtig zu werden, etc. Aus diesen Gründen begann sie eine Therapie bei einer Jungianisch ausgebildeten ärztlichen Psychotherapeutin. Die Beschwerden verschlimmerten sich während der Therapie aber noch, sodass sie damit begann, Tranquilizer zu nehmen, um arbeiten zu können. Auf Anraten ihrer Therapeutin suchte Kathrin eine Klinik mit einer psychosomatischen Abteilung auf. Hier hielt sie es statt der vorgesehenen drei bis vier Monate Aufenthalt nur vier Wochen aus. Sie fühlte sich wie gefangen und auf ihre Krankheit festgenagelt. Rückblickend denkt sie, dass sie Angst vor der Gesundung durch den Krankenhausaufenthalt hatte, weil ihre Familie (Mutter, Ehemann, Schwester) erwartete, dass sie nach dem Krankenhausaufenthalt ein »neuer« Mensch sein würde – »eben pflegeleicht«. Nach dem Klinikaufenthalt begann sie eine Therapie bei einem Psychoanalytiker, die sich zunehmend missbräuchlich gestaltete.

Ihre Magenschmerzen hatten nach dem Tod des Vaters begonnen, der ca. von ihrem zehnten Lebensjahr an ständig krank und vom Tod bedroht gewesen war. Nach seinem Tod (Kathrin war zu diesem Zeitpunkt 17 Jahre alt) war sie diejenige, die krank war und um die die Mutter sich kümmern musste. Diese biografischen Informationen geben einen Hinweis auf die unbewussten Motive Kathrins, durch die Krankheit endlich die Aufmerksamkeit der Mutter bekommen zu wollen, die sie wahrscheinlich durch die anhaltende, schwere Erkrankung des Vaters bis zu seinem Tod vermisst hatte. Sie konnte sich die Beachtung allerdings nur mithilfe einer eigenen Erkrankung holen, die überdies als Ausdruck der Identifikation mit der Krankheit des Vaters eine Verbindung zu ihm darstellte. Diese Dynamik und ihre interaktionelle Inszenierung hätten – ebenso wie ihre Bedürftigkeit und auch ihre Vatersehnsucht, verbunden mit dem Wunsch, als Frau erweckt zu werden – in einer Therapie in der Übertragungsbeziehung zum Therapeuten aufgearbeitet werden müssen. Stattdessen wurde eine Wiederholung inszeniert: Sie musste sich wieder um einen »kranken Vater« kümmern. Der Therapeut seinerseits versuchte, wie Kathrin im weiteren Interviewverlauf berichtet, die eigene Bedürftigkeit mit sexuellen Übergriffen auf seine Patientin zu befriedigen. Er war in einer Lebenssituation, die ihn dazu brachte, sich von einer Patientin die Bestätigung zu holen, die er von seiner Ehefrau nicht bekam. Es gab große Eheschwierigkeiten, seine Frau hatte sich anscheinend von ihm abgewendet, ein Sohn litt sehr unter den Zerwürfnissen der Eltern.

Kathrin wiederum hatte trotz ihrer Heirat in ihrem Leben noch keine Liebeserfahrungen gemacht. In die Ehe war sie ohne Vorerfahrungen mit anderen Männern gegangen, auch liebte sie ihren Ehemann nicht. Als weiblichem Wesen schenkte er ihr keine Aufmerksamkeit. Ihre Kontaktwünsche waren groß, und als der Therapeut in einer Sitzung plötzlich die Hand auf ihren Fuß legte, mit dem sie das Muster des Teppichs nachzeichnete, fühlte sie sich merkwürdig berührt und geschmeichelt. Dies war der Beginn des grenzüberschreitenden Kontakts im eigentlich analytisch angelegten verbalen Setting.

Sie schildert ihre damalige Situation völliger Isolation: das Unverständnis ihrer Umgebung wegen ihres abgebrochenen Klinikaufenthalts. So konnte der Therapeut sehr schnell zum wichtigsten Menschen für sie werden. Sie erinnert sich aus den ersten Kontakten noch, dass er als Mann einen eher uninteressanten Eindruck auf sie gemacht hatte. Nach kurzer Zeit gefiel ihr jedoch sein jungenhaftes Lachen. Er wurde »unheimlich wichtig« für sie. Bezüglich des ersten grenzüberschreitenden Kontakts erinnert sie sich, dass sie spürte, dass plötzlich etwas »ganz Anderes« im Raum gewesen sei. Sie wusste aus der Literatur, dass zwischen Therapeut und Patientin keine persönliche Beziehung bestehen dürfe. Sie erklärt sich das widersprüchliche Geschehen mit einer Art doppeltem Denken (vgl. das Kapitel »Doppeldenk«), da sie auf die Beziehung zum Therapeuten zum damaligen Zeitpunkt schon nicht mehr verzichten konnte und wollte: Einerseits spielte das Wissen überhaupt keine Rolle, andererseits dachte sie: »Eigentlich darf er das nicht«, oder: »Eigentlich passiert jetzt was, was nicht richtig da rein passt.« Die Aufmerksamkeit, die der Therapeut für sie als Frau entwickelte, war etwas ganz Neues für sie, und sie fühlte sich sehr geschmeichelt. Ihrem Mann wäre es beispielsweise nie aufgefallen, was für Schuhe sie trägt; der Therapeut machte aber Bemerkungen darüber, was für schöne Schuhe sie anhabe, ob sie nicht mal einen Rock anziehen wolle etc. Analog dem Mythos von »Pygmalion« (vgl. das gleichnamige Kapitel) machte er sie zu seinem Geschöpf: Sie veränderte ihr Aussehen und ihr Auftreten allmählich in die vom Therapeuten angegebene Richtung und kleidete sich nach seinen erotischen Wünschen.

»Total vor den Kopf gestoßen« war Kathrin, als er nach ungefähr vier Monaten Therapie eine Praxispause machte und die Sitzungen ausfallen mussten. Es entwickelte sich eine Dynamik, die sich bei jeder weiteren Feriensituation in der Therapie verstärken sollte: Kathrin litt unter großen Verlassenheitsgefühlen, die vom Therapeuten jeweils mit sexuellen Grenzüberschreitungen beantwortet wurden. Als sie nach den Ferien von einer demütigenden Situation an ihrer Arbeitsstelle während der Therapiepause berichtete, rückte er seinen Sessel neben den ihren und legte seinen Arm um sie. Wieder reagierte Kathrin mit einem zwiespältigen Gefühl. Sie fand es einerseits ganz toll, andererseits bemerkte sie, dass in ihr dadurch ein Gefühl der Unersättlichkeit entstand, immer mehr davon haben zu wollen. Sie berichtet resigniert, dass sie ihm dieses Gefühl zwar mitgeteilt habe, er es aber nur zur Kenntnis genommen habe. Die große Bedürftigkeit von Kathrin nach Geborgenheit und Kontakt, die an diesen Stellen sichtbar wird, ist nicht therapeutisch bearbeitet, sondern im weiteren Verlauf der Therapie vom Therapeuten sexuell beantwortet worden.

In den Therapiestunden kam auch das Motiv der Dopplung zum Tragen. Es entwickelte sich eine zweigeteilte Situation. Erst wurde Therapie gemacht: »Mit Normaltherapie meine ich eben, ich habe was erzählt, er hat zugehört usw.«, der Rest der Stunde wurde dann wie ein Paar verbracht, das sich trifft, sich sympathisch findet und einen intimen Kontakt pflegt, allerdings noch ohne Sexualität und ausführliche Informationen über das Privatleben des Therapeuten. Die Intimität bestand eher in der Atmosphäre des Austauschs. Der Therapeut machte zum Beispiel Mitteilungen über sein Sexualleben: »Dass er mit Frauen gerne Liebe trieb.« Kathrin bezeichnet diese Mitteilungen von ihm auch im Nachhinein noch als »so oberflächliche Sachen eigentlich«. Es war aber bereits eine Verletzung der Abstinenz, dass sich der Therapeut mit intimen Informationen über seine persönliche Realität als Mann ins Spiel brachte, noch lange bevor eine sexuelle Kontaktaufnahme zu seiner Patientin stattfand. Schon zu diesem Zeitpunkt wurde der therapeutische Raum zerstört, der der Patientin für *ihre* Wünsche, Bedürfnisse und Befürchtungen zur Verfügung stehen muss.

Die nächste Feriensituation nutzte der Therapeut, Kathrin Strümpfe mitzubringen, die mit Strapsen getragen werden müssen. Er machte die Bemerkung: »Es wäre schön, wenn …« Sie wurde nicht gedrängt, aber es reichte zu wissen, dass er es mögen würde. Normalerweise trug sie keine Strapse. Sie kaufte sich die Strapse, ließ sie zu Hause liegen, zog sie aber mit den Strümpfen in der letzten Sitzung vor den nächsten Ferien an. Als er ihr die Strümpfe mitgebracht hatte, waren wieder die gemischten Gefühle von Geschmeicheltsein und diesem anderen Gefühl entstanden, das sie nicht benennen kann. Am ehesten, meint sie, würde das Wort »komisch« passen oder »eine Mischung zwischen Angezogensein und anzüglich Empfinden«. Es lag also wohl auch bei Kathrin ein Bedürfnis vor, vielleicht auch gerade durch den erotisierten und sexualisierten Kontakt, in seinen Augen einen besonderen Stellenwert zu erlangen. Diese Vorstellungen erfuhren durch die Feriensituationen eine drastische Abfuhr, in denen sie zu spüren bekam, dass sie nicht so wichtig für ihn war, wie er es suggeriert hatte. Er führte noch ein anderes Leben, von dem sie ausgeschlossen war.

In einer der Therapieferien war Kathrin latent suizidal und nahm erneut Tranquilizer. Sie hatte auch wieder starke Magen- und Kopfschmerzen und bemerkte eine zerstörerische Kraft in sich, die sich gegen sie selbst richtete. Der Therapeut rief sie aus seinen Ferien an. Nach den Ferien berichtete sie ihm, wie schlecht es ihr ergangen sei. Der Therapeut gestand Schuldgefühle, ohne dass klar wurde, warum er sie hatte: weil er überhaupt weggefahren war oder weil er das therapeutische Setting längst verlassen hatte? Realität und Fantasie waren zu diesem Zeitpunkt zwischen Therapeut und Patientin unentwirrbar miteinander vermischt und nicht mehr unterscheidbar. Folgerichtig kam es nach dieser Therapiepause zum ersten Geschlechtsverkehr bei ihr zu Hause, als sich ihr Mann auf einer Dienstreise befand.

Mittlerweile fanden drei Therapiesitzungen pro Woche statt, die zwei- bis dreigeteilt abliefen: Therapie machen, sich wie ein Paar unterhalten und Geschlechtsverkehr haben. Neben den Sitzungen gab es auch zusätzliche Treffen, sie gingen zusammen einkaufen oder schwimmen. In dieser Zeit entdeckte sie in einer Buchhandlung das Buch *Verführung auf der Couch*. Nach der Lektüre verglich sie, ob es zwischen ihr und ihrem Therapeuten ähnlich oder anders sei, konnte sich aber wegen ihrer großen Abhängigkeit gar nicht gegen den Kontakt entscheiden und hoffte deshalb zu diesem Zeitpunkt noch, dass bei ihr alles ganz anders sei. Sie hat ihm das Buch mit einigen von ihr unterstrichenen Kommentaren in Cremerius' Nachwort zu lesen gegeben. Der Therapeut gab ihr die Rückmeldung, er wisse, dass er einen Fehler gemacht habe, aber sie könne sich auf ihn verlassen. Daraufhin war Kathrin erst einmal beruhigt. Dies kann eigentlich nur als implizites Beziehungsversprechen verstanden werden, da der Therapeut ja nicht zu einer »normalen« Therapiesituation mit ihr zurückkehrte oder die Therapie beendete und eine »reale« Beziehung mit ihr begann. Er hätte es doch in den Augen seiner Patientin nur mit einer realen Beziehung wiedergutmachen können. Das hätte das Sich-auf-ihn-Verlassen implizieren können.

Im weiteren Therapieverlauf gewann die Dreieckskonstellation Therapeut – seine Frau – Kathrin an Bedeutung. Er brachte seine Frau, die eine Galerie betrieb, dazu, ihr eine Einladung zu einer Ausstellungseröffnung zu schicken. Kathrin erinnert sich, dass sie das Gefühl hatte, er habe es genossen, als seine Frau ihm später eine Eifersuchtsszene wegen ihr machte. Auf die Frage nach ihren damaligen Gefühlen fällt ihr »fürchterlich« und »unnatürlich« ein und noch, dass sie sich mittlerweile als Frau äußerlich sehr verändert hatte – von Boots und Birkenstocksandalen zu engen Röcken und hochhackigen Schuhen. Dass Kathrin an dieser Stelle ihre äußere Veränderung als Frau einfällt, mag ein Hinweis darauf sein, dass sich eine Konkurrenzsituation zwischen beiden Frauen eingestellt hatte, die durch die reale Begegnung Nahrung erhielt. Wieder taucht als Gefühlsbeschreibung das Wort »komisch« auf, wieder das zwiespältige Gefühl des Wollens und Überhaupt-nicht-Wollens als Hinweis auf die Überschreitung einer Grenze von Erlaubtem zu Verbotenem – die gefährlichen Fahrwasser zwischen ödipalen Wünschen einerseits und dem Schrecken der Erfüllung dieser durch eine Vaterfigur, die die Grenzen überschreitet, andererseits.

Das nächste Therapiejahr bezeichnet Kathrin als »das schlimme Jahr«. Sie gab ihre Arbeit auf, verkroch sich zu Hause, konnte nur noch in ihrem Haus auf der Couch im Wohnzimmer schlafen und wartete auf seine Anrufe. Die Therapiesituation hatte sich mittlerweile im Sinne der Rollenumkehr verändert: Es ging hauptsächlich um ihn, um die Probleme, die er mit seiner Frau und seinem Sohn hatte. Der Therapeut war suizidal, und wenn sie sagte, dass sie es nicht mehr aushalten könne und »total ausgepumpt« sei, ging er so weit zu antworten, sie solle jetzt mal still sein, er habe so viele eigene Probleme, er könne sich ihr erst wieder zuwenden, wenn die wieder in Ordnung gebracht seien. »Offiziell« wurde aber immer noch Therapie gemacht, die von der Kasse bezahlt wurde.

Die ganze »verkuddelte« Dreierbeziehung war das Hauptthema in der Therapie. Die Probleme, derentwegen Kathrin gekommen war, waren nicht mehr Gegenstand, obwohl ihre Beschwerden sich im Vergleich zum Therapiebeginn verschlimmert hatten.

Sie war, wie eingangs beschrieben, emotional wieder in ihrer Kindheitssituation, wieder hatte sie einen »kranken Vater«, dessen existenzielle Probleme Vorrang vor den ihren hatten. Auf die Frage nach ihrer Perspektive damals wird ihre Abhängigkeit deutlich. Sie konnte sich nicht aus den destruktiven Verstrickungen lösen. Eine vage Hoffnung auf ein späteres erfülltes Zusammensein blieb bestehen, hier war sie eher in der Position einer Geliebten, die zwischen Hoffnung und Resignation schwankte, ob es ihm eines Tages gelänge, sich von seiner Frau zu trennen.

In diesem Jahr, in dem sie nach ihrem Gefühl gar nicht wirklich gelebt hatte, schrieb sie Briefe an ihn, die sie nicht abschickte. In ihnen wirft sie ihm vor, was er mit ihr gemacht hatte – Vorwürfe, die sie ihm mündlich nicht machen konnte, da er für sie in der asymmetrischen Beziehung eine Autoritätsperson war, auf die sie nicht wütend sein durfte.

Nachdem sie in der Zeitschrift *Emma* einen Artikel über einen Prozess wegen »Missbrauchs in der Therapie« gelesen und im Fernsehen eine Sendung zum gleichen Thema gesehen hatte, sprach sie ihn darauf an. Er gab zu, dass er die Therapie »vermasselt« habe, und hielt sie mit einem Versprechen hin, das, wie oben erwähnt, nach ihrem Gefühl der einzig mögliche Ausgleich hätte sein können, nämlich dem einer wirklichen Beziehung zu ihm. Er erklärte, dass sie ihm noch ein bisschen Zeit geben solle. Dies sagte er – unaufgefordert – auf die Konfrontation mit dem Missbrauchsthema hin, sodass auch ihm klargewesen sein muss, dass dies die einzige Möglichkeit gewesen wäre, die zerstörte therapeutische Beziehung im Nachhinein zu ersetzen.

Anfang des nächsten Jahres nahm sie Kontakt zu einer Frauenberatungsstelle in der Stadt auf, in der sie studiert hatte. Insofern schien Kathrin nun eher ihre Enttäuschung zu spüren, weniger Hoffnung auf eine befriedigende Beziehung in der Zukunft gehabt zu haben und bereit gewesen zu sein, eine Dritte (auf professioneller Ebene) hinzuzuziehen. In der Beratungsstelle wurde ihr deutlich gesagt, dass es Unrecht sei, was da mit ihr passiert sei. Kathrin begann daraufhin eine Therapie bei einer Therapeutin dieser Beratungsstelle. In der Folge machte sie Ausdrucke von Auszügen aus den Briefen an den Therapeuten, die sie im Computer gespeichert, aber nie an ihn abgeschickt hatte. Sie klemmte diese Texte unter die Scheibenwischer seines Autos und schrieb dazu, dass er sie in Ruhe lassen solle, er habe sie total kaputt gemacht. Danach brach sie den Kontakt ab. Wütend sei sie zu der Zeit immer noch nicht gewesen, einfach nur fertig.

Nach einigen Monaten entschloss sie sich zur Anzeige, überlegte aber trotzdem, ob sie sich nicht noch einmal mit ihm treffen sollte, um mit ihm zu reden, vielleicht um etwas zu klären. Sie entschied sich aber gegen ein Treffen zu zweit, weil sie sich dieses Treffen wieder nicht als eine Begegnung zweier gleichberechtigter Partner vorstellen konnte, sondern das Gefühl vorherrschte: »Ich bin irgendwo da unten und kann überhaupt nichts, kann mich nicht wehren, und er ist da oben.« Die auf Asymmetrie angelegte, ungelöste therapeutische Beziehung manifestiert sich über die äußere Trennung hinaus und verhindert, dass Kathrin als gleichberechtigte Partnerin Forderungen stellen kann (Übertragungsaspekt).

Kathrin ist daran interessiert, diesen Lebensabschnitt zu einem Ende zu bringen. Sie überlegt, ob es sinnvoll ist, abschließende Gespräche zu dritt zu machen: ihre derzeitige Therapeutin, Kathrin und der Therapeut. Sie hat bei ihm angefragt, seine Zusage steht noch aus.

Die Gefühlslage von Kathrin ist leise, an manchen Stellen schambesetzt und traurig. Wut ist an keiner Stelle spürbar.

Bemerkenswert ist noch die Stellungnahme des Richters, der sich im Abschlussbericht des Krankenhauses, in dem sie vier Wochen war, eine Passage angestrichen hat, in der von starken Kontaktwünschen der Patientin die Rede ist.

Der Kommentar des Richters dazu: »Da hat die Frau ja noch bekommen, was sie wollte.«

Greta

> »Ich war unheimlich naiv. Ich habe gedacht, alle Männer sind nett ...«

Greta war im achten Monat schwanger mit ihrem zweiten Kind und hatte große Angst vor der Geburt, da die Geburt ihres ersten Kindes sehr schwierig verlaufen war. Wegen seiner Größe war das erste nicht tief genug in den Geburtskanal gerutscht, was nach zwei Tagen Wehen einen Kaiserschnitt nötig machte. Das zweite Kind war auch wieder sehr groß. Vor allem vor einer erneuten Periduralanästhesie hatte sie »wahnsinnige« Angst. Sie hörte von einem Gynäkologen und Psychotherapeuten, der im Ruf stand, Frauen bei Schwierigkeiten in der Schwangerschaft gefühlsmäßig sehr intensiv zu begleiten. Das erste Vorgespräch dort, zu dem sie mit ihrem Mann erschien, wurde von ihm zeitlich und inhaltlich schon sehr grenzüberschreitend gestaltet. Es dauerte vier Stunden, während deren der Therapeut mit charismatischer Ausstrahlungskraft über seine Weltanschauung, seine philosophischen und esoterischen Neigungen sprach. In diesen Rahmen bettete er seine Geburtsvorbereitungsmethode ein, eine Mischung aus »Haptonomie« (hier wird über den Bauch der Mutter mit den Händen Kontakt zum Kind aufgenommen, um eine Lageveränderung herbeizuführen), Atemtechnik, Akupressur und Elementen aus dem Tantra. Er sprach auch über seine Auffassungen von Sexualität und erwähnte zum Beispiel, dass er es sich abgewöhnt habe, beim Geschlechtsverkehr zu ejakulieren, da dies ein Verschleudern von Energie bedeute. Bei Greta wurden in diesem Vorgespräch zwei Saiten zum Klingen gebracht: ihr Wunsch nach einem außergewöhnlichen Kontakt und ihre »Naivität«, die sie selbst so benennt. Sie fühlte sich durch den »tollen« Kontakt, der sofort entstanden sei, ganz besonders wertgeschätzt und wahrgenommen. Dass so ein bedeutender Mann sich so viel Zeit für sie nahm, dass er so viel von sich preisgab, ehrte sie. Sie empfand ihn als ganz besonders vertrauenswürdig und überantwortete sich direkt seiner Behandlung. Sie sagt selbst, dass sie mit ihren 31 Jahren eben absolut naiv gewesen sei: »... ich kannte nur meinen Vater und meinen Mann und meinen Bruder, und das waren eben alles anständige Leute, ich war wirklich auch aufgrund dieser Unerfahrenheit damals ein unheimlich leichtes Opfer für den.«

Gretas Ehemann merkte auf der Heimfahrt kritisch an, dass Sexualität wohl Thema Nr. 1 für den Therapeuten sei, aber überließ die Entscheidung seiner Frau, die sich sowieso schon für ihn entschieden hatte. Greta bemerkt, dass ihr Mann eben nie wirklich Stellung bezogen und Entscheidungen getroffen habe. Sie selbst habe sich nach dem Gespräch sofort für ihn als ihren Geburtshelfer entschieden und gedacht: »Boah Klasse, dass wir das probiert haben und hierhin gegangen sind.«

Die erste Sitzung sei »noch absolut korrekt« gewesen. Damit meint Greta wohl die sexuellen Übergriffe, denn narzisstischer Missbrauch fand hier, wie auch im Vorgespräch, schon statt. Die Sitzung habe ca. eine halbe Stunde gedauert. Sie fand im abgedunkelten Raum mit meditativer Musik statt, wobei er mit den Händen den schwangeren Bauch in Schwingungen versetzte und eine vertiefte Atmung mit ihr praktizierte. Er habe nach der Sitzung noch zweieinhalb Stunden gehockt und mit ihr »gequasselt«, ihr aus seinem Leben ganz persönliche Dinge erzählt, von seinen Frauenbeziehungen, seiner gescheiterten Ehe, seinem Chef, der ihn nie anerkannt habe, usw. Sie erinnert wohl eigene kritische Gedanken damals, die sie aber sofort wieder weggeschoben habe: Sie registrierte, dass er ungewöhnlich viel über Sexualität und fast nur von sich selbst gesprochen hatte, während es doch eigentlich um sie gehen sollte – ob er sich denn gar nicht für *sie* interessiere? Aber damals sei sie eben »so gestrickt« gewesen, dass sie ihn väterlich faszinierend fand, sehr intelligent. Sie war sofort geneigt, ihn zu idealisieren und alle störenden Gedanken wegzuschieben. So ging es nicht nur darum, dass sie endlich in ihrer Angst und Not wegen der bevorstehenden Geburt jemanden gefunden hatte, dem sie sich anvertrauen konnte, sondern auch darum, dass es jemand war, der sie ganz besonders faszinierte und für den sie in der Rollenumkehr eine bewundernde Zuhörerin sein konnte. Der Therapeut wiederum hatte sehr schnell verstanden, dass sie ein Mensch war, »den man an den und den und den Punkten so schnell so zu fassen kriegt, um mit dem in einen engen Kontakt zu kommen.«

Schon in der zweiten sogenannten haptonomischen Sitzung wurde ihr Wunsch nach Halt und Schutz in ihrem hochschwangeren Zustand von ihm drastisch sexuell missbraucht. Er löste mit oben erwähnten Methoden im abgedunkelten Raum bei esoterischer Musik mit seinen Händen solche Schwingungen auf ihrem Bauch aus, dass sie einen explosionsartigen Orgasmus bekam, wie sie ihn noch nie erlebt hatte. Außerdem küsste er sie. Als sie nach Hause fuhr, war sie in einem vollkommenen Ausnahmezustand, erzählte ihrem Mann davon, aber erwähnte das Küssen nicht, was einem Festhalten-Wollen an der sich entfaltenden Missbrauchsbeziehung gleichkam. In der folgenden Zeit verliebte sie sich völlig in ihn und war in jeder Weise abhängig vom Kontakt zu ihm. Er habe vor der Geburt in seinem Sprechzimmer alles mit ihr praktiziert, was man sich nur vorstellen könne, außer einem normalen Geschlechtsverkehr. Er habe sich dabei selbst befriedigt. Einerseits registrierte sie, dass er doch im Vorgespräch gesagt hatte, er praktiziere das Ejakulieren wegen des Verschleuderns von Energie nicht mehr, aber andererseits ließ sie es mit einem ihn entschuldigenden Gedanken nebeneinander bestehen: Sie dachte, na ja, vielleicht macht er es mal und mal nicht. Heute, nachdem der Mechanismus des (später beschriebenen) »Doppeldenk« außer Kraft gesetzt und die Idealisierung aufgehoben ist, bemerkt sie, dass er ein »Schwätzer ist, genauso lebt wie du und ich«, und diese anderen Dimensionen anführt, um Macht über andere zu erlangen.

Die Geburt des zweiten Kindes empfindet Greta als viel leichter als die erste, obwohl wegen einer doppelten Nabelschnurumschlingung doch wieder ein Kaiserschnitt erforderlich war. Er habe wohl dafür gesorgt, dass die Periduralanästhesie von einem erfahrenen Anästhesisten vorgenommen wurde. Ihr Ehemann, der auf einer unbewussten Ebene von dem Ausnahmezustand, in dem sich seine Frau befand, und von dem destruktiven Agieren, dem sie ausgesetzt war, mitbekommen haben wird, war bei der Geburt anwesend, stürzte aber im Kreißsaal und musste eine Woche mit einer schweren Gehirnerschütterung auf der chirurgischen Station desselben Krankenhauses, in dem seine Frau im Wochenbett lag, verbringen. Bei ihr wirkte sich der sexuelle Missbrauch in destruktiver Weise aus: Sie konnte sich weder dem Kind noch dem Ehemann zuwenden, sondern war im Wochenbett nur noch von Gedanken an und Gefühlen in Bezug auf den Therapeuten besetzt. Er war direkt nach der Geburt in Urlaub gefahren, sie wurde von seinem Chef betreut.

In ihrer Liebe, Abhängigkeit und auch Verzweiflung lag Greta mit verwirrten Gefühlen im Bett, schrieb ihm einen Dankesbrief und bat darin um die Möglichkeit eines Kontakts, da sie zu den »haptonomischen Erfahrungen« noch offene Fragen hätte.

Danach begannen demütigende und würdelose sexuelle Termine, die mit einer gynäkologischen Behandlung gekoppelt waren. Greta passte sich seinen Wünschen und Vorstellungen an, besonders seiner Forderung, dass das, was zwischen ihnen passiert sei, doch nicht mit anderen Menschen besprochen werden solle, da es eine ganz besondere Erfahrung sei, was die meisten Normalbürger nicht verstehen könnten. Ihre Gefühle damals drückt sie so aus: »Ich war total im Konflikt innerlich, total! Ich wollte den wie nichts in meinem Leben, und auf der anderen Seite habe ich die ganze Zeit so ein Gefühl gehabt, das geht alles einfach nicht, das darf überhaupt nicht sein.«

Es gab keinen einschneidenden Wendepunkt in der Beziehung, nur eine fortlaufend zunehmende Verschlechterung ihres psychischen Zustandes. Obwohl

Gefühle von Wut und Enttäuschung in Greta hochkamen, da sich herausstellte, dass er impotent war, keinen normalen Geschlechtsverkehr praktizieren konnte und sie meist leer dabei ausging, hielt sie die Idealisierung seiner Person aufrecht. In ihrer Verwirrtheit und Abhängigkeit schien sie ihm schwierig und lästig geworden zu sein, sodass er ihr riet, bei einem ihm bekannten Kollegen eine Therapie zu machen. (Dieser Therapieverlauf wird im Folgekapitel berichtet.) Zu allem Überfluss hatte der Therapeut selbst dort eine Analyse gemacht, in der er seine missbräuchlichen lebensgeschichtlichen Erfahrungen und die daraus resultierenden Vergeltungswünsche Frauen gegenüber sicher nicht hatte bearbeiten können, was weiter unten noch einmal aufgegriffen wird. Greta weiß aus seinem Leben, dass er bis zu seinem 16. Lebensjahr bei der Mutter im Ehebett gelegen hat. Dies mag eine Erklärung für seinen ausagierten Frauenhass und auch ein mögliches unbewusstes Motiv seiner Berufswahl sein. Bei der Überweisung zu dem ihm bekannten Kollegen konnte er sich wohl sicher sein, dass dieser den Missbrauch, den er begangen hatte, weder aufdecken noch bearbeiten würde. Greta meint zu den Persönlichkeiten beider Therapeuten, dass der zweite Therapeut ja noch »absolut gesund« gewesen sei im Vergleich mit diesem hier. Von Beziehung oder irgendeinem persönlichen Kontakt sei nie die Rede gewesen, er habe sie zum Beispiel niemals mit Namen angeredet.

Durch die nunmehr jahrelange Beschäftigung mit dem ihr widerfahrenen Missbrauch weiß Greta, dass er mit der Art Frauenheilkunde, wie er sie mit ihr praktiziert hat, seinen Frauenhass kaschiert. Erst kürzlich las sie einen Artikel über ihn, der gerade in einer Tageszeitung erschienen war und in dem für seine »neuartigen Methoden« in der Frauenheilkunde geworben wird.

Greta (die »Folgetherapie«)

> »... die Ernsthaftigkeit des Ganzen oder das Ausmaß, in dem mir das schaden würde, nachdem das dann alles vorbei war, das habe ich damals nicht mal im Ansatz geahnt.«

Greta hatte nach Beendigung dieser zweiten Therapie Anzeige gegen den Therapeuten, einen Psychoanalytiker und »Primärtherapeuten«, erstattet. Er wurde per Gericht zur Zahlung eines Schmerzensgeldes verurteilt und in einem Ehrengerichtsverfahren aus seinem Berufsverband ausgeschlossen. Greta ist noch so besetzt von ihrem Kampf, den sie vor Gericht hatte ausfechten müssen, dass es ihr schwerfällt, die Geschichte ihrer Therapie zusammen mit den erinnerten damaligen Gefühlen zu rekonstruieren.

Wie sich herausstellte, stand noch ein weiteres Verfahren gegen den Gynäkologen und Psychotherapeuten aus, bei dem sie vor der Geburt ihres zweiten Kindes in Behandlung war und der sie in hochschwangerem Zustand missbraucht hatte. Die Erfahrung mit diesem Arzt, in den sie sich während der Behandlung heftig verliebt hatte, hatte sie »psychisch völlig aus den Angeln gehoben«. Ihre Beschwerden – schwere Depressionen, Verwirrung und Unfähigkeit, den Alltag zu bewältigen – führten zum Beginn der hier vorgestellten Therapie, in deren Verlauf sie ebenfalls missbraucht wurde.

Der Therapeut war ihr von dem Gynäkologen empfohlen worden, der selbst bei jenem eine achtjährige Analyse absolviert hatte. Greta fühlte sich damals von dem Gynäkologen an den Therapeuten abgeschoben. Sie erzählte ihm im Vorgespräch von den sexuellen Übergriffen. Dieser erkundigte sich auch genau nach dem Vorgefallenen, erwähnte es aber als Auslöser für ihre Beschwerden im Gutachten für die Kasse mit keinem Wort. Im späteren Gerichtsverfahren wird ihm als Hauptanklagepunkt auch zur Last gelegt, dass es sich bei dieser Therapie ja um eine Folgetherapie nach einer missbräuchlichen Behandlung hätte handeln müssen.

In dieser zweiten Therapie wurden die sexuellen Übergriffe des ersten Therapeuten, dem Gynäkologen, und die Liebes- und extremen Abhängigkeitsgefühle Gretas zu diesem Therapeuten weder aufgegriffen noch bearbeitet. Dies war ein wesentlicher Grund dafür, dass Greta sich in eine erneute Abhängigkeit vom jetzigen Therapeuten begab. Ihre »Naivität«, hier eher Ausdruck einer behüteten Kindheit und mangelnde Vorerfahrung mit Männern, sowie ihre Sehnsucht nach außergewöhnlichen Kontakten und besonderer Wertschätzung durch väterliche Autoritäten ließen sie auch hier nicht erkennen, dass ihr die Beziehung zum Therapeuten extrem schaden wird, dass hinter dem väterlichen Habitus und der fürsorglichen Haltung des Therapeuten seine eigene Begehrlichkeit verborgen ist. Greta erinnert sich, dass schon von Anfang an Bemerkungen und Blicke dagewesen seien, die einen grenzüberschreitenden Kontakt seinerseits darstellten. Sie habe aber erst Jahre später begriffen, dass es sich dabei um eine missbräuchliche Kontaktaufnahme gehandelt habe. Damals habe sie sich nur irgendwie geschmeichelt und »gebauchpinselt« gefühlt. Interessanterweise stellte der Therapeut während der Behandlung dem Bild der naiven Frau ein gegensätzliches Bild gegenüber, nämlich das einer Frau, die im Mittelalter als Hexe verbrannt worden wäre. Die Attraktion einer naiven und gutaussehenden Frau wirkte anscheinend auf diesen Therapeuten sowohl verführerisch als auch bedrohlich, sodass er diese Hexenvorstellung entwickelte.

Dass der Therapeut den vorangegangenen Missbrauch nicht bearbeiten konnte, lag daran, dass er selbst seit Jahren sexuellen Kontakt zu Patientinnen unterhielt. Auf den Zusammenhang mit seiner Biografie komme ich weiter unten zurück.

Obwohl ihr erst eine Wartezeit von einem halben bis einem Jahr angekündigt worden war, konnte sie nach dem ersten Vorgespräch sofort mit der Therapie beginnen. Sie begann als Einzelbehandlung, wurde aber im Verlauf mit Wochenendgruppen und einer Gruppe in der Praxis kombiniert, bei denen auch mit Methoden der Primärtherapie und Meditation gearbeitet wurde. Zu einem körperlichen Übergriff kam es im ersten gruppentherapeutischen Wochenende während einer primärtherapeutischen Erfahrung. Die Klienten lagen dort auf Matratzen verteilt in einem großen, abgedunkelten Therapieraum bei meditativer Musik. Der Therapeut ging von einem zum anderen, blieb eine Weile neben ihr und küsste sie auf den Mund. Sie erinnert, dass sie dachte: »Was passiert hier eigentlich?« Andererseits sei alles noch so väterlich und fürsorglich gewesen. Sie bemerkte, dass er mit einigen der anderen Frauen sehr eng und vertraut umging. Außerdem duzte man sich. Als Mann fand sie ihn damals indiskutabel, zumal er ca. 25 Jahre älter war als sie. Er sei ausgesprochen farblos und langweilig gewesen, sodass sie heute denkt, dass er nur durch seine Machtposition als Therapeut, also durch das Abhängigkeitsverhältnis, auf die Patientinnen gewirkt hat. Sie sagt: »Wenn Sie den neben eine Theke stellen, in irgendeine Kneipe, der kriegt zehn Jahre keine Schnitte, jedenfalls nicht bei den Frauen, wo er will.« Damals hat sie ihm aber in der Anfangszeit »grenzenlos vertraut«. Dass dies trotz der ersten Missbrauchserfahrung in der Behandlung durch den Gynäkologen möglich war, erklärt sich Greta damit, dass sie ihre unerfüllten Liebeswünsche auf ihn übertragen hat. Es sollte sozusagen ein Reparationsversuch sein, die erlittene Abweisung und Demütigung wiedergutzumachen. Während der erste Therapeut mit ihr ein »absolutes Katz-und-Maus-Spiel« gespielt hatte, bei dem sie in einer völlig unterlegenen Position war, war der jetzige von ihr fasziniert und gab ihr zu verstehen, dass sie eine ganz besondere Frau sei.

Als sie im Interview auf den zweifachen Missbrauch zu sprechen kommt, wechselt sie das Thema und berichtet wieder über das Gerichtsverfahren. Es fällt auf, dass Greta mehrfach, wenn sie sich an die missbräuchlichen Kontakte im Therapieverlauf erinnert und ihre damaligen Gefühle virulent werden, in die Gegenwart wechselt. Sie scheint zu befürchten, dass zu schmerzliche Gefühle freigesetzt werden könnten.

Nach einem halben Jahr Therapie hatte sie wöchentlich eine Einzelsitzung und nahm außerdem einmal pro Woche an einer Rebirthinggruppe in der Praxis des Therapeuten teil. Die Einzelsitzung wurde von ihm mit der Bemerkung, dass er dann nicht so unter Zeitdruck sei und es auch schon mal etwas länger dauern könne, auf den Freitagabend verlegt. Sie empfand dies als Extrazuwendung und als privilegierte Situation. Greta durfte sich Fachbücher aus seiner Bibliothek ausleihen, brauchte sie nicht direkt zurückzubringen, alles sei ganz freundschaftlich gewesen. Nach einigen Freitagssitzungen endete eine Sitzung damit, dass er sie bei der sonst üblichen Abschiedsumarmung gar nicht mehr losließ und sie »mächtig küsste«. Sie fuhr etwas verwirrt nach Hause, ließ die nächste Gruppensitzung ausfallen und stellte ihn in der Einzelsitzung zur Rede. Dabei sei er hochgradig nervös und eiskalt gewesen. Sie selbst habe auch unheimlich viel Angst gehabt, aber anscheinend auch kalt gewirkt. In einer Art Rollenumkehr wies Greta den Therapeuten in seine Schranken und machte ihn darauf aufmerksam, dass ein solches Verhalten in der Therapie nichts zu suchen habe. Er reagierte mit Schuldzuweisungen: Sie solle sich überlegen, warum gerade ihr das passieren würde, und eine Frau wie sie wäre im Mittelalter als Hexe verbrannt worden. Weder der Therapeut noch Greta konnten die Therapie an diesem Punkt – und im weiteren Verlauf immer weniger – beenden. Obwohl sie ihn konfrontierend zur Rede gestellt hatte, fällt ihr erst auf dem Heimweg auf, dass er sich bei ihr gar nicht für sein Verhalten entschuldigt hatte. Sie sagt: »Ich hatte hinterher das Gefühl, als ich da wegging und wir uns also beide gegenseitig klar darüber waren, dass sich so etwas nicht wiederholen durfte, da hatte ich irgendwie das Gefühl: Verdammt noch mal, der hat eigentlich gar nicht gesagt, dass – hat sich nicht entschuldigt oder so bei mir dafür, als Ausrutscher oder so.«

Für ein paar Monate verlief die Therapie wieder wie bisher. Sie sprach ihn auf die »Rumknutscherei« in den Gruppen an, woraufhin er antwortete, dass man zu manchen Patienten eben ein sehr zärtliches Verhältnis habe. Später hat sie dann erfahren, dass er zu dieser Zeit mit mindestens zwei anderen Patientinnen sexuelle Beziehungen unterhielt.

Greta berichtet, wie schwer es für sie während des Gerichtsverfahrens war, mit anderen ehemaligen Patientinnen Kontakt aufzunehmen. Die meisten waren nicht bereit, sich zu solidarisieren und die missbräuchlichen Situationen aufzudecken.

Nach ca. einem Jahr Therapie nutzte der Therapeut eine Situation während einer primärtherapeutischen Gruppensitzung bei vertiefter Atmung aus, um sie zu küssen. Er öffnete auch ihre Hose, um ihr angeblich die Atmung zu erleichtern. Dabei ging er dann mit seiner Hand in ihren Schlüpfer und berührte sie genital. Einige Zeit danach kam es am Ende einer Einzelsitzung aus einer Meditation heraus zum ersten Mal zum Geschlechtsverkehr. Auf Nachfrage sagt sie, dass sie zu diesem Zeitpunkt schon so abhängig von ihm gewesen sei, dass sie nicht mehr habe nein sagen können. Geschmeichelt habe sie sich auch gefühlt, wenn er ihr mitgeteilt habe, dass er ja wüsste, dass er sie nicht küssen dürfe etc., aber sie sei eben eine ganz besondere Frau, sie würde Fantasien in ihm auslösen und er würde auch von ihr träumen. Greta versuchte, die Illusion aufrechtzuerhalten, eine ganz besondere Ausnahme zu sein.

Nach dem ersten Geschlechtsverkehr erfuhr sie jedoch eine Zurückweisung durch ihn, die sie im späteren Verlauf noch öfter erleben sollte: Als sie noch entkleidet im Therapiezimmer lagen, bat er sie, sich wieder anzuziehen, weil er seiner Freundin versprochen habe, warmes Essen mitzubringen. Greta wusste wohl, dass er sich von seiner langjährigen Freundin getrennt hatte, aber nicht, dass es eine neue Freundin gab. Rückblickend weiß sie, »dass der ständig irgendwo zugange war und immer mehrere Geschichten gleichzeitig, weil das ist natürlich auch seine Störung, die er hat, sich festzulegen und dann verlassen zu werden und diese Dinge«. Für sie selbst war es jetzt fast zu einer Frage auf Leben und Tod geworden, an der Beziehung zu ihm festzuhalten. Sie wollte erreichen, für ihn zur wichtigsten Frau zu werden. Sie kämpfte um ihn und erlebte auch Machtgefühle, da sie merkte, wie abhängig er von ihr und vor allem von der Sexualität mit ihr war. Er sollte nur noch mit ihr zusammen sein wollen. Sie verkehrten in dieser Zeit nach jeder Sitzung sexuell miteinander. Nach den Gruppensitzungen wartete sie auf der Toilette, bis die anderen Gruppenmitglieder gegangen waren und er klopfte. Sie habe das Ernste des ganzen Geschehens und auch das Ausmaß, wie es ihr schaden könne, damals völlig unterschätzt. Offensichtlich habe sie sich damals ihm gegenüber überschätzt.

Ein Wendepunkt in dieser Therapiephase war eine nächste schmerzliche Erfahrung. Sie wurde gezwungen zu realisieren, was sie eigentlich schon wusste, aber bisher abwehren konnte: Dass sie nicht die einzige Patientin war, mit der er sexuellen Kontakt hat oder hatte. An dieser Stelle fügt Greta ein, dass sie sich wegen der Angst vor den Gefühlen, die wieder aufgewühlt würden, lange überlegt habe, ob sie bereit wäre, ihre Erfahrungen mitzuteilen. Sie nutzt den Wechsel in die Gegenwart wieder als Distanzierungsmöglichkeit, um nicht von den Gefühlen und Verstrickungen der damaligen Zeit überwältigt zu werden. Sie hat sich als ihr Mittel, mit den Erlebnissen fertig zu werden, während der Zeit der Gerichtsverhandlung zur »Expertin« für sexuellen Missbrauch in der Therapie entwickelt.

Während eines Therapiewochenendes in einem Zentrum, das nach dem Konzept eines bekannten Therapeuten arbeitet, hörte sie also in der Teeküche, wie sich zwei Teilnehmer, ein Mann und eine Frau, über einen Therapeuten in ihrer Heimatstadt unterhielten. Sie verstand den Namen ihres Therapeuten und hörte den Mann fragen, ob das nicht der sei, der die »Pfoten nicht von den Frauen lassen« könne, mit denen er arbeite. Sie reagierte geschockt, packte ihre Sachen am nächsten Tag und fuhr sofort in seine Praxis. Sie schwankte zwischen der Hoffnung, dass alles nicht stimme, und der Wut, dass es wahr sein könnte, und stellte ihn zur Rede. Daraufhin fing er an zu weinen. Wieder in einer Art Rollenumkehr reichte sie ihm ein Taschentuch, fühlte sich genötigt, sich um ihn zu kümmern, und wurde mit seiner Bedürftigkeit und seinen Schuldgefühlen den Frauen gegenüber konfrontiert. In diesem Moment, in dem ihn Greta mit seinem Missbrauchssystem konfrontierte, konnte er kurzzeitig sein doppeltes Denken nicht aufrechterhalten und schien zu realisieren, was er mit Frauen macht. Doch im nächsten Moment rechtfertigte er sich wieder. Als sie Genaueres wissen wollte, wich er aus, rechtfertigte sich mit Jung und Perls, denen das auch passiert sei, und beteuerte, dass die Beziehung mit ihr etwas ganz Besonderes sei. Sie schwankte zwischen Wut und Verständnis, sie stritten sich, am Ende drohte sie damit, dass sie ihn anzeigen könnte, wenn sie wollte. Hier benutzte sie ein wirkungsvolles Machtmittel, er bekam Angst und schwörte Besserung. Beide konnten sich den Abbruch der Beziehung nicht mehr leisten. Greta bewältigte diesen Konflikt zunächst ebenfalls mit gespaltenem Denken, indem sie sich einerseits in einer Reihe mit den anderen Patientinnen sehen konnte, mit denen der Therapeut eine sexuelle Beziehung hatte, andererseits wollte sie ihm glauben, dass es mit ihr etwas Besonderes sei. Sie sagt, sie sei in einem Zustand völliger Zerrissenheit gewesen. Doch dann habe sie sich entschieden, ihm zu glauben, da sie ihm glauben wollte.

Es ging weiter wie bisher. Sie litt unter der Dreiecksbeziehung mit seiner Freundin, von der er sich dann aber trennte. Nun drängte sie auf Beendigung der Therapie, weil sie endlich auch eine öffentliche Beziehung mit ihm leben wollte. Bisher spielte sich die Beziehung im Verborgenen, das heißt während der Therapiestunden, ab. Der Therapeut bestand darauf, dass die Therapie noch drei Monate fortgesetzt werden müsse, allerdings diente diese Zeit nicht der Trennungsbearbeitung aus der therapeutischen Situation, sondern war lediglich eine bezahlte Fortsetzung der bisherigen Situation, der sie sich immer angepasst hatte: zehn oder fünfzehn Minuten über ihre Probleme sprechen – ausgenommen der Probleme mit ihm – und dann »zog man sich aus und ging ins Bett«.

Nach Beendigung der »Therapie« gab es eine relativ friedliche Phase in der Beziehung. Greta konnte es genießen, dass die Beziehung nicht mehr im Verborgenen gelebt wurde. Er drängte darauf, dass ihre Kinder auch miteinbezogen und Wochenenden gemeinsam auf dem Land verbracht wurden. Doch dann fingen die Idealisierungen, mit denen sie ihn für sich attraktiv gemacht hatte, an, sich zu lockern. Sie langweilte sich zunehmend auf dem Land, zumal sie ihre freie Zeit dort mit hausfraulichen Tätigkeiten verbrachte, Berge kaputter Sachen von ihm nähte, auf Vorrat für die Kühltruhe buk und kochte. Sein Lob freute sie zwar, aber es galt dem Auffüllen seiner Bedürftigkeit, diesmal im oralen und versorgenden Bereich. Die Anerkennung für das Arbeiten als Hausfrau schmeichelte noch, aber allmählich kam auch Wut hoch: »Jetzt reicht es aber mal langsam.«

Eine gemeinsam geplante Reise musste wegen einer schweren Erkrankung seinerseits aufgegeben werden. In dieser Zeit erledigte sie viel für ihn, weil sie merkte, dass es ihm nicht nur körperlich, sondern auch psychisch schlecht ging. Sie fühlte sich in der Beziehung recht sicher, die Kritikpunkte an ihm nahmen zu, manchmal fand sie ihn »total lächerlich«.

Zur endgültigen Trennung führte dann ein Gespräch über seine »Beziehungstheorien« und seine Mitteilung – wieder in einer Situation, als sie zusammen im Bett lagen –, dass er eine neue Freundin habe. Als er merkte, dass sie völlig außer sich war, versuchte er »vernünftig« mit ihr darüber zu reden, aber sie war nicht mehr dazu bereit. Obwohl Greta das Gefühl hatte, kaum in der Lage zu sein, die Trennung durchzustehen, war die Fortführung der Beziehung unter diesen Umständen für sie nicht mehr vorstellbar.

Nach einigen Monaten der Verzweiflung begann sie eine Therapie bei einer Frau, in deren Verlauf sie den Therapeuten verklagte. Das Ende des Prozesses liegt zum Zeitpunkt des Interviews drei Jahre zurück. Greta muss mit einem großen Ausmaß an Wut und Enttäuschung fertig werden, die Distanzierung gelingt nur langsam. Mit ihrem Kampf für ein vollständiges Berufsverbot für den Therapeuten, um weitere Frauen vor Missbrauch in der Therapie zu schützen, gehen auch Rachewünsche einher.

Das eigene jahrelange sexuelle Agieren des Therapeuten in Behandlungen und damit seine Unfähigkeit, den Missbrauch des Kollegen in der Folgebehandlung zu bearbeiten, scheint in seiner eigenen Lebensgeschichte begründet zu sein, in der er selbst Opfer eines Missbrauchs war. Dieser Missbrauch scheint in seiner eigenen Analyse ebenfalls nie zur Bearbeitung gekommen zu sein. Greta weiß, dass er vaterlos aufwuchs und von einem Priester besonders gefördert wurde. Ihm hatte er zu verdanken, dass er aufs Gymnasium gehen konnte, von ihm wurde er aber auch als zwölf- oder dreizehnjähriger Junge sexuell missbraucht. Greta berichtet, dass er ihm heute noch dankbar sei und den Missbrauch als »Verführung« und schöne Erfahrung bewerte. Im Gegenzug erwarte er von den Patientinnen wahrscheinlich unbewusst, dass auch sie dankbar sein sollen und die Befriedigung seiner sexuellen Wünsche als Gunstbeweis seinerseits nehmen dürften. So zeigt dieser Behandlungsverlauf sehr deutlich, wie eigene Missbrauchserfahrungen des Therapeuten und naives Idealisieren einer Vaterfigur seitens Gretas als Patientin sich miteinander verweben und unter dem Deckmantel der Therapie Missbrauchserfahrungen perpetuiert werden können.

Nora

> »... ich wollte auch längst keine Therapie mehr, ich wollte ja gar nicht mehr an mir arbeiten, ich wollte ihn, das war alles.«

Nora suchte als verheiratete Frau und Mutter von zwei kleinen Kindern therapeutische Hilfe, weil sie sich in einer Lebenskrise befand. Sie beschäftigten Erziehungsprobleme mit den Kindern, wechselnde Affären mit anderen Männern sowie das erneute Auftreten eines Symptoms, das ihr schon seit der Pubertät zu schaffen machte, nun aber wiederum heftig aufgeflammt war: Verliebtheit in den Schlagersänger Udo Jürgens. Diese Verliebtheit ging so weit, dass sie sich nicht mehr vorstellen konnte weiterzuleben, wenn die Beziehung zu ihm nicht Realität werden würde. Obwohl sie sich selbst sagte, dass sie wohl »spinnen« würde, war sie kurz davor, sich das Leben zu nehmen.

Auf der Suche nach therapeutischer Hilfe bekam sie von ihrer »Ex-Schwägerin« die Adresse einer neurologischen Praxis. Vom Neurologen fühlte sie sich mit ihrem Problem des Verliebtseins in einen Star überhaupt nicht ernst genommen, wurde aber von ihm an den Psychologen in seiner Praxis zu weiteren Vorgesprächen überwiesen. Der Psychologe war ihr dann von Anfang an sympathisch. Als Mann sei er nicht besonders attraktiv gewesen, aber er habe eine ruhige, weiche Stimme gehabt. Ihre starken Kontaktwünsche von damals werden noch einmal in der Wahl der Sprache deutlich. Sie sagt: »*Wir* kamen dann zu *unserem* ersten Gespräch.«

Aus der Literatur war ihr bekannt, dass es in Therapien zu Übertragungen auf den Therapeuten kommt. Das sei aber für sie zuerst Theorie geblieben. Nach ca. einem Vierteljahr aber hatte sie sich sehr stark in den Therapeuten verliebt und versuchte, zum Beispiel durch Umarmen beim Verabschieden aus der Therapiestunde, ihm näher zu kommen. Die Initiative sei immer stark von ihr ausgegangen, aber er habe auch nichts unternommen, um klare Grenzen zu ziehen. Als sie ihn fragte, ob es in Ordnung sei, an ihrem Geburtstag ein Fläschchen Piccolo mit in die Sitzung zu bringen, habe er »Ja« gesagt und sie zum Abschied geküsst. Ihre Verliebtheit ging danach so weit, dass sie Tag und Nacht an ihn dachte, ihm kleine Geschenke machte und stolz darauf war, mehr aus seinem Privatleben zu erfahren. Es ist deutlich, dass die narzisstischen Bedürfnisse des Therapeuten eine Bearbeitung der Verliebtheit nicht möglich machten und ihre Zuwendungen von ihm geradezu herausgefordert wurden.

Sie saßen sich immer an einem sehr breiten Schreibtisch gegenüber, obwohl in der Ecke eine Couchgarnitur stand. Erst setzte Nora sich auf die Couch und er sich auf den Sessel. Später bat sie ihn zu sich auf die Couch, was er auch machte: »... und dann habe ich angefangen, mit ihm zu schmusen und er hat nichts getan, aber er hat es über sich ergehen lassen oder auch genossen.« Die Sitzungen gestalteten sich nun mit Schmusen und dem »Aufarbeiten« dessen, was sie dabei empfunden hat.

Die erste große Verunsicherung in der therapeutischen Beziehung war für Nora eine provozierende Bemerkung des Therapeuten, als über Kondome gesprochen wurde und sie zugab, dass sie damit keine Erfahrung habe. Er meinte, sie könne den Umgang mit Kondomen ja mit ihm üben. Sie nahm diese Bemerkung ernst, woraufhin er sich in der folgenden Sitzung darauf zurückzog, dass es eine Provokation gewesen sei. Nora war ab diesem Zeitpunkt in der Beziehung zu ihm stark irritiert und verwirrt. Sie hatte bisher in naiver Weise angenommen, dass Menschen das, was sie sagen, auch immer so meinen. Seine Bemerkung trug dazu bei, dass Nora nun offener ihre Bedürfnisse nach Körperkontakt zum Ausdruck brachte, was wohl auch der Sinn seiner Bemerkung war. Der Therapeut konnte durch den Rückzug allerdings so tun, als *beantworte* er nur Bedürfnisse, die an ihn herangetragen wurden. Sie forderte ihn zum Beispiel auf, sich neben sie zu setzen, was er auch tat.

Nachdem der Therapeut auch aktiv geworden und es zu »Petting« zwischen ihnen gekommen war, machte er den Vorschlag, dass sie in die nächste Sitzung doch ein Massageöl mitbringen könne. Sie sagt im Interview: »Ich blöde Kuh habe dann auch sehr teures Massageöl gekauft.« Die nächste Therapiestunde wurde in den Abend verlegt, sodass sie allein in der Praxis waren. Sie hatte auch Kondome mitgebracht und es kam zum Beischlaf, der für Nora ganz unbefriedigend verlief. Als sie ihre Hoffnung ausdrückte, ein andermal mehr davon zu haben, antwortete er zynisch, sie könne ja auch selbst Hand bei sich anlegen. Nach diesem Geschlechtsverkehr ist es nicht wieder zum richtigen Beischlaf gekommen, obwohl die Patientin »alle Register gezogen« habe. Sie habe damals nicht wahrhaben wollen, dass ein echtes Interesse von ihm an ihr fehlte.

Über das Sexuelle hinaus zeigte sich der Machtmissbrauch des Therapeuten nicht nur an seinen zynischen Bemerkungen, sondern auch an den Schweigepflichtverletzungen, die er beging: Er sprach mit ihr über andere Patientinnen, zitierte aus deren Akten und stellte einmal den Lautsprecher des Telefons an, sodass sie den Anruf einer anderen Patientin mitanhören musste.

Ein wesentlicher Grund für Noras Therapiewunsch war die verzehrende Liebe zu einem unerreichbaren Mann und die misslingenden realen Liebesbeziehungen gewesen. In der Therapie wurde dieses Thema in der Übertragung auf den Therapeuten nicht bearbeitet, sondern wiederholt und ihm außerdem noch das zerstörerische Element des Erfüllens und wieder Entziehens hinzugefügt. Durch scheinbares Eingehen auf ihre Kontakt- und Liebeswünsche wurde suggeriert, dass sie diesmal einen unerreichbaren Mann (den Therapeuten) haben dürfe, um ihr dann aber den Kontakt wieder zu nehmen. Man kann sagen, dass der Therapeut sich fast widerwillig genommen hat, was er kriegen konnte, um dann wieder unerreichbar zu sein. Die Unerreichbarkeit eines sehnsüchtig erwünschten Liebesobjekts hatte bei Nora eher frühkindliche Qualitäten, da die Mutter für sie als Kind kaum da gewesen und deshalb von ihr heiß ersehnt worden war. Das Einlassen auf den sexuellen Missbrauch wiederum scheint eher von der Qualität der Beziehung zum Vater bestimmt gewesen zu sein, von dem sie annimmt, dass er sie sexuell missbraucht hat.

In der Folgezeit kehrte sich die therapeutische Situation um. Nora ging entsprechend einer Rollenumkehr ganz auf den Therapeuten ein. Seine Befindlichkeiten und seine anstehende Scheidung wurden Thema, sie machte ihm Geschenke und war in den Sitzungen ganz für ihn da. Typisches Merkmal dieser Rollenumkehr war ihr Wunsch, vielleicht über diesen Weg seine Liebe bekommen zu können, indem sie als Stütze unentbehrlich für ihn würde. So versuchte Nora, ihr narzisstisches Defizit aufzufüllen, und stellte sich vor, auf diese Weise seine Lieblingsklientin zu sein. »Nur als mir dann zu Ohren kam, später, dass er mit sehr vielen Patientinnen, Patientinnen geschlafen hat, da habe ich dann schon gedacht, dann warst du nicht so diejenige welche, und ich habe bis zum Schluss geglaubt und auch noch über die Zeit hinaus lange Zeit geglaubt, er sei in mich wirklich verliebt gewesen. Und er hat mir ja auch so viel von sich erzählt, und ich war eben sein Liebling …«

Nora sagt selbst, dass es keine Therapie mehr war. Sie habe unter den Umständen auch gar nicht mehr an sich arbeiten wollen. Es sei ihr nur noch um eine reale Beziehung zu ihm gegangen. Ihre Symptome verschlimmerten sich gravierend. Sie war unglücklich, litt, ihr Ehemann war auch von der Situation betroffen. In ihrer Not wandte sie sich an eine weibliche Therapeutin, der sie aber den sexuellen Kontakt zum Therapeuten verschwieg. Diese riet ihr zum Durchhalten. Während dieser Zeit erfuhr sie, dass der Therapeut auch sexuellen Kontakt zu ihrer Schwägerin unterhalten hatte, als diese bei ihm in Therapie war. Auf Nachfrage nach ihren Gefühlen dazu sagt sie: »Ich fand das irgendwie gar nicht.« Sie habe eben einfach gehofft, dass sie jetzt die Patientin sei, für die er am meisten empfinde und in die er wirklich verliebt sei. Zwei Auffassungen standen nebeneinander: das Wissen, dass er auch mit ihrer »Ex-Schwägerin« geschlafen hatte und sich in der sexuellen Beziehung mit ihr nur selbst bedient hatte, und die Illusion, trotzdem sein einziger Liebling zu sein.

Nach dem einzigen Beischlaf blieb sie noch anderthalb Jahre bei ihm in Therapie, »anderthalb Jahre Leid, Unglück, schlecht schlafen, viel essen«. Nachdem sie ihr Bedürfnis bei ihm anmeldete, sich nun endgültig lieber privat mit ihm treffen zu wollen und die Therapie zu beenden, »schmeißt« er sie aus der Therapie. Danach war Nora suizidal, wurde aber von ihrem Mann aufgefangen. Sie bat noch einmal um einen Termin, um sich vernünftig von ihm verabschieden zu können. Er stimmte auf einer Weihnachtsgrußkarte (er hatte die Angewohnheit, Patientinnen aus seinen Urlauben Karten zu schicken!) einem Termin zu.

Der letzte Termin war ein Fiasko, und obwohl sie erkennen musste, dass er an ihrer Person gar nicht interessiert war, liebte sie ihn trotzdem weiterhin und schützte ihn noch erhebliche Zeit nach Therapieende, indem sie seinen Namen nicht preisgab. Auch für diese letzte »Sitzung« hatte der Therapeut einen Krankenschein angefordert, und nachträglich denkt sie, dass die Bezahlung einer solchen Therapie durch die Kasse bedeutet, »dass er letztendlich nichts anderes war als eine männliche Nutte«.

Ein halbes Jahr nach Beendigung der Therapie, während Depressionen und Beziehungsprobleme anhielten, formte sich in Nora die Überzeugung, dass ihre Krankheit vielleicht am besten mit »beziehungssüchtig« beschrieben werden könnte, und sie suchte noch einmal nach einem Therapieplatz. Sie begann eine weitere Therapie bei einer weiblichen Therapeutin in einer katholischen Beratungsstelle. Im Erstgespräch musste sie heftig weinen und war nicht in der Lage, den Namen des Therapeuten preiszugeben. Die Therapeutin nannte daraufhin selbst den Namen, und Nora war entsetzt, dass ihr Therapeut für sein sexuelles Agieren bekannt war. Nun erfuhr Nora Hilfe für ihre Beziehungsprobleme und ihre Essstörungen. Lange war die Therapie von der Aufarbeitung der traumatischen Beziehungserfahrung mit dem vorherigen Therapeuten bestimmt.

In der Beratungsstelle stand der Therapeut auf einer sogenannten »schwarzen Liste«. Da Nora dem Therapeuten nicht schaden wollte und immer noch die Bindung an ihn spürte, ließ sie ihn warnen. Aber selbst nach der Warnung sind ihr zwei weitere Fälle bekannt geworden, in denen er sexuelle Beziehungen zu Patientinnen aufgenommen hatte. Seitdem möchte Nora keiner Frau mehr raten, zu einem Mann in Therapie zu gehen.

Zu Parallelen in ihrer Biografie befragt, berichtet Nora, dass sie wohl besonders von Menschen angezogen wird, die sie nicht haben kann, und dass Liebe wehtun muss. Das sei bei Vater und Mutter so gewesen. Die Mutter arbeitete oft die ganze Woche über in anderen Städten und überließ die Kinder dem alkoholkranken Mann, einer bettlägerigen Großmutter, einer beinamputierten Tante und einer weiteren Tante, die psychisch gestört war. Ihr fünftes Lebensjahr verbrachte Nora mit kurzen Unterbrechungen im Krankenhaus wegen einer Hüftgelenksdysplasie, wo sie sich vier Operationen unterziehen musste. So gesehen, sagt Nora, müsse sie sich fast wundern, dass sie einigermaßen lebensfähig geworden sei. Ein Bruder ist zum Beispiel alkoholabhängig. Daran, ob sie als Kind vom Vater missbraucht worden sei, erinnert sie sich nicht, vermutet es aber. Noch heute kann sie die körperliche Nähe des Vaters nicht ertragen, ihm kaum die Hand geben.

Die Erfahrungen in der ersten Therapie, die eine Wiederholung ihres Problems, sich in »entfernte« Menschen zu verlieben, waren, und der unprofessionelle Umgang des Therapeuten damit haben ihren Kindheitserfahrungen ein neues Trauma hinzugefügt.

In der Zeit nach der Therapie sei sie gar nicht in der Lage gewesen, den Therapeuten anzuzeigen, und die Verjährungsfrist sei nun längst abgelaufen. Sie wolle ihm auch jetzt persönlich nicht schaden und empfinde immer noch einen Rest von Zärtlichkeit für ihn. Als er ihr aber neulich über die ehemalige Schwägerin eine Beileidsbekundung wegen des Todes ihrer Mutter hat zukommen lassen, habe sie ihm »die Pest an den Hals gewünscht. ... Da habe ich gedacht, du Arschloch, also echt.«

Lara

»... im Rückblick weiß ich noch ganz genau, wie ich diesen Menschen auch aufgebaut habe, so in mir, als derjenige, der einmal für mich da ist ...«

Lara berichtet, dass sie an einer Essstörung erkrankt war und ein Jahr später Sehstörungen, Augenflimmern und Kopfschmerzen bekam. Sie wandte sich an einen Facharzt für Innere Medizin, der auch Psychotherapeut war, aus Sorge vor Stoffwechselveränderungen. Dieser diagnostizierte aber eine Migräne, und nach einigen Gesprächen stellte sich heraus, dass die Symptome einen psychischen Hintergrund hatten, verursacht durch Probleme in der Partnerschaft. Der

Arzt bot ihr eine psychotherapeutische Behandlung an. Weil Lara die bisherigen Gespräche mit ihm gutgetan hatten und sie meinte, endlich jemanden gefunden zu haben, der sich nicht nur um die medizinische Seite ihrer Symptome kümmerte, begann sie eine Therapie bei ihm. Es stellte sich im weiteren Verlauf heraus, dass auch sexuelle Schwierigkeiten vorlagen, und in einer Art Überrumpelungsaktion bat der Therapeut Lara mitten im Gespräch in das angrenzende Untersuchungszimmer, um eine – wie er sagte – körperliche Untersuchung ihrer sexuellen Empfindungsfähigkeit vorzunehmen. Er wolle körperlich abklären, ob die sexuellen Schwierigkeiten vielleicht mit der Essstörung zu tun haben könnten. Sie erinnert sich, dass sein Assistent während der Untersuchung ohne anzuklopfen in das Untersuchungszimmer kam und sofort von ihm hinausgeschickt wurde. Das kam ihr komisch vor. Zunächst einmal sei sie einerseits entsetzt über die Art der Untersuchung gewesen – es handelte sich um eine manuelle Stimulierung der Klitoris –, andererseits sei sie während der Untersuchung gefühlsmäßig gar nicht richtig in ihrem Körper gewesen, sie empfand sich eher als Zuschauerin. Hier beschreibt Lara, wie durch den Abwehrvorgang des »Tuning out« eine psychisch nicht mehr zu verkraftende Überstimulierung bewältigt wird, wie es vor allem von Inzestopfern bekannt ist. Wie Lara im späteren Verlauf erzählt, ist sie selbst als Kind mehrere Jahre von einem jungen Mann aus der Nachbarschaft sexuell missbraucht worden, worauf ich noch zurückkommen werde.

Lara berichtet, dass die Aufforderung des Arztes, aus der therapeutischen Situation heraus nach nebenan zur Untersuchung zu gehen, ihr ganz neutral erschienen sei, etwa so, wie wenn jemand den Augenhintergrund untersuchen lassen müsste. Sie habe gar nicht so weit denken können, dass der Genitalbereich gemeint sein könnte. Der therapeutischen und hier auch damit verbundenen ärztlichen Autorität hatte Lara nichts entgegenzusetzen. Im Gegenteil, sie war ja dankbar gewesen, dass endlich jemand wirklich für sie da war, sodass sie der Autorität vertrauen wollte.

Er hatte mit der Hand versucht, die Klitoris zu reizen, und immer nachgefragt, ob sie etwas spüre, woraufhin sie jedes Mal »nein« gesagt hat. Später ist ihr eine solche Untersuchungsmethode bei anderen Ärzten nie mehr begegnet, und auch damals wurde über die Untersuchung nicht gesprochen oder ihr auch nur irgendein Ergebnis bekanntgegeben. Da Lara später durch Prozesse erfuhr, dass er jahrelang zahlreiche Patientinnen missbraucht hatte (in einem Fall hundertvierzigmal Geschlechtsverkehr in seiner Praxis), ist anzunehmen, dass diese »Untersuchungssituation« ein Test war, ob Lara auf seine Manipulationen reagieren und vielleicht zu einer sexuellen Kontaktaufnahme bereit sein würde. Da Lara den Therapeuten zwar stark idealisierte und ihn für sich sehr als ihren Helfer und Retter aufgebaut, sich aber nicht in ihn verliebt hatte, blieb es bei diesem einmaligen Übergriff. Sie sagt, sie habe ihn verehrt, vielleicht sei da manchmal sogar so etwas wie ein Flirt gewesen, aber »ins Bett« hätte sie nicht mit ihm gehen wollen.

Sie hatte zwar selbst Zweifel nach der »Untersuchung«, sie kam ihr komisch vor; aber als sie ihrem Mann davon erzählte und er sagte, dass der Arzt wohl spinnen würde, sie müsse den Arzt wechseln, waren die Zweifel plötzlich vollkommen weg. Sie sagt selbst, da sei sofort dieses Festhalten gekommen. Sie wollte den Arzt nicht aufgeben, weil sie sich so viel von dieser Behandlung versprach, und verteidigte ihn »wie eine Löwin«.

In diesem Fall sind die zwei unverbundenen Wahrnehmungen, etwas zu bemerken und doch nicht zu bemerken, mit dem Abwehrmechanismus der Verkehrung ins Gegenteil gekoppelt. Lara machte aus dem Geschehen etwas Besonderes und erhöhte es damit und auch sich selbst, anstatt dem Gegenteil, nämlich der Erniedrigung und dem Missbrauch, ins Auge zu schauen. Letzteres hätte aber bedeutet, dass sie sich dann auch von ihm hätte trennen müssen. Sie wendete es so, dass sie sagte, man müsse sich einmal vorstellen, was er als Arzt doch alles für sie riskiere, nur um ihr zu helfen.

Lara blieb weiter bei ihm in Therapie, die »Untersuchung« blieb ein singuläres Ereignis und wurde von Lara verdrängt. Aber nach drei Jahren kombinierter therapeutischer und organmedizinischer Behandlung – zu einem sexuellen Übergriff ist es nicht mehr gekommen – bekam sie »aus heiterem Himmel« plötzlich Panikattacken. Der Therapeut behandelte sie daraufhin mit Psychopharmaka, die ziemliche »Hämmer« gewesen seien. Lara hatte sich zwischenzeitlich mit sexuellen Missbrauchsthemen auseinandergesetzt und vermutete einen Zusammenhang zwischen ihrem in der Kindheit erlittenen sexuellen Missbrauch, dem Missbrauch durch den Therapeuten und den Panikanfällen. Der Kindheitsmissbrauch sei zu dieser Zeit nicht mehr als ein biografisches Datum wie jedes andere für sie gewesen. Der Therapeut bearbeitete die Kindheitserlebnisse, die sie ihm mitteilte, nicht, bezog sie in keiner Weise in die Therapie ein. Es leuchtet unmittelbar ein, dass Therapeuten, die selbst missbrauchen, eine Missbrauchserfahrung nicht bearbeiten können, da sie sonst mit ihrem eigenen System konfrontiert würden (vgl. die Fallgeschichten von Else, Greta, Nora und Ulrike).

Nach Jahren der Behandlung und der anhaltenden Verschlimmerung der angstneurotischen Symptome wechselte Lara auf eigenen Wunsch zu einer weiblichen Therapeutin. Sie blieb bei ihm aber noch in organmedizinischer Behandlung.

Der Therapeut machte es Lara obendrein unmöglich, eine Umschulungsmaßnahme gewährt zu bekommen, da er auf einem Gesundheitsattest, das sie für die

Maßnahme benötigte, Panikattacken angab. Daraufhin wurde ihr die Umschulung verwehrt. Diese Panikattacken sind aber, wie oben ausgeführt, erst nach drei Jahren Therapie das Resultat seiner Behandlung gewesen: Das Nichtbearbeiten ihres Kindheitsmissbrauchs und der verdeckt manifeste sexuelle Übergriff auf Lara haben die angstneurotischen Symptome erst hervorgerufen.

Der Wendepunkt in ihrem Erleben trat nach ihrer Erinnerung ein, als sie bei einem Frühstück unter Freundinnen darauf angesprochen wurde, ob sie nicht wisse, dass ihr Arzt wegen sexuellen Missbrauchs angezeigt worden wäre. Diese Information setzte den Verdrängungs- und Verleugnungsprozess, der inzwischen im Hinblick auf den Übergriff eingesetzt hatte, außer Kraft. Erst indem sie erfuhr, dass sie nicht die Einzige war, konnte sie erkennen, dass ihr nichts Besonderes, im Sinne einer Erhöhung, widerfahren war, sondern nichts anderes als ein erneuter Missbrauch. Sie schildert eindrücklich die Aufhebung der Verdrängung, die für sie auch körperlich sehr spürbar war: »… es war wie so eine Explosion in mir. Es kam was hoch, mir wurde übel, und ich habe plötzlich Schweißausbrüche gekriegt, und dieses Erlebnis war da, das war also vorher vollkommen weg …«

In der nachfolgenden Zeit erinnerte sie den Kindheitsmissbrauch mit allen dazugehörigen Gefühlen, vor allem den schweren Schuld- und Schamgefühlen, die sie als Kind nach Aufdeckung des Missbrauchs gehabt hatte. Die Mutter hatte ihr damals nicht geglaubt, dass sie vom Nachbarn vergewaltigt worden war. Sie hatte sich danach auf den weiteren Missbrauch durch ihn eingelassen, weil es dann zu einer Art »Deal« für sie geworden war. Sie durfte bei den Nachbarn fernsehen und mit im Auto fahren, beides gab es zu Hause nicht. Die Mutter gab ihr die Schuld, weil der junge Mann und dessen Mutter behaupteten, sie habe es gewollt. Außerdem war sie von ihm auf Geheimhaltung verpflichtet worden. Nachdem sie selbst den Missbrauch aufgedeckt hatte, fühlte sie sich schmutzig und schlecht, sie fühlte sich schuldig, dass die Freundschaft zwischen ihrem Bruder und dem Nachbarn zerbrach. Die Mutter sagte: »Du bist bestimmt das einzige Mädchen hier im ganzen Ort, das so was macht.« Der Missbrauch durch den Arzt und Therapeuten stellt eine Wiederholung dieser kindlichen Erfahrungen dar. Das alte Geheimhaltungsgebot wurde reaktiviert und die Erfahrung als besondere Zuwendung (wie damals das Privileg, fernsehen und Auto fahren zu dürfen) gewertet, um die Situation aufrechterhalten zu können.

Lara glaubt heute, dass sie auch aufgrund ihres Selbsthasses, den sie von Kindheit an hatte, an einer schweren Essstörung erkrankt ist, und ist wütend und enttäuscht, wütend vor allem auch auf sich selbst, dass sie noch einmal einen Missbrauch zugelassen hat. Sie fühlt heute, dass ihr durch diese Therapie wertvolle Jahre der Aufarbeitung verlorengegangen sind, während derer die Krankheit fortgeschritten ist. Obwohl sie sich selbst nicht als ein »verängstigtes Häschen« bezeichnen würde, hat sie in den Prozessberichten das Wort »widerstandsunfähig« gelesen und gedacht, »mein Gott, das bist du doch nicht«. Im Alltag sei sie es auch nicht, aber damals, denkt sie, sei sie in dieser Situation tatsächlich widerstandsunfähig gewesen.

Herta

> »Und da habe ich gesagt, ok, vielleicht gehört das zur Therapie dazu, das ist ein Therapeut, der muss doch wissen, was richtig ist und so, weil – ich war wirklich sehr naiv in diese Therapie 'reingegangen.«

Es fällt Herta schwer, die missbräuchlichen Situationen differenziert zu beschreiben. Zum einen scheint es ihr überhaupt peinlich zu sein, über solche Situationen zu sprechen, zum anderen konnte sie damals und kann auch heute außer ihren Wünschen nach Zuwendung und Geborgenheit kaum eigene Bedürfnisse erkennen und auch nicht sagen, wann diese Wünsche mit grenzüberschreitendem Kontakt beantwortet wurden. Sie hatte sich damals zwar einerseits zurechtgelegt, dass der Psychologe ja wissen müsse, was er tue, andererseits blieb ein merkwürdiges Gefühl zurück, dass da etwas nicht gestimmt habe. Zögernd gibt Herta die missbräuchlichen Situationen preis, ist insgesamt von verwirrten Gefühlen dem Geschehenen gegenüber bestimmt, was sich in Gedankensprüngen und unvollendeten Sätzen ausdrückt.

Psychosomatische Beschwerden wie Kopfschmerzen, häufiges Erbrechen (es handelte sich um Bulimie), Rückenschmerzen und Beschwerden beim Laufen, ohne dass ein organischer Befund vorlag, führten Herta in die Therapie. Von einem Neurologen wurde sie an einen Psychologen überwiesen, der offenbar eine Verhaltenstherapie bei der Krankenkasse beantragte, aber auch Entspannungsübungen mit ihr machte; einmal erwähnte er in einer Sitzung, in der es um Hertas sexuelle Probleme ging, dass er auch Sexualtherapeut sei. Es wurde aber anscheinend nicht besprochen, dass auch eine Sexual- oder Körpertherapie durchgeführt werden sollte.

Sie erinnert sich, dass es ihr manchmal sehr schlecht ging und sie sich hilfebedürftig an den Therapeuten wandte. Einmal hatte sie sich vor der Therapie mit ihrem Mann gestritten, da er mit ihrer sexuellen Lustlosigkeit unzufrieden war. In der Therapiestunde hat sie dann so geweint, dass sie Angst hatte, sich nicht mehr beruhigen zu können. Der Therapeut bot ihr an, dass sie auch aufstehen und sich an ihn lehnen könne. Als sie das dann tat, wusste sie nicht wohin mit ihren Armen, dachte aber: »Ja vielleicht ist es das – dass ich Wärme brauche.« Währenddessen ist er ihr dann mit den Händen unter den Rock gefahren, unter die Bluse und am Büstenhalter entlang. Es zeigt sich nicht nur hier, sondern auch in nachfolgenden Situationen, dass Herta, wenn sie starke Halte- und Kontaktwünsche hatte und drohte, von ihren schmerzlichen Gefühlen überwältigt zu werden, vom Therapeuten einen sexualisierten Körperkontakt angeboten bekam.

Sie weiß nicht mehr, wie oft er Körperkontakt während der Therapie auf diese Weise genutzt hat. Es sei aber wiederholt zu »diesem Anpacken« und »Anfassen« gekommen. Der Aufforderung, bei Entspannungsübungen den Rock auszuziehen, ist sie nicht nachgekommen, weil sie sich zu sehr schämte. Im Verlauf der Behandlung ging es ihr dann immer schlechter, bis sie zu einer Therapeutin gewechselt ist. Erst dort hat sie bewusst registriert, dass es zu Grenzüberschreitungen gekommen war. Sie dachte damals, dass dieser Körperkontakt zur Therapie dazugehöre, und hatte ihren Mann sogar einmal aufgefordert, sie doch einmal so zu streicheln, wie der Therapeut es täte. Durch die Körperberührungen scheint teilweise auch ein Zustand der Beruhigung eingetreten zu sein. Herta sagt, dass die Berührungen unter dem Rock und der Bluse oder am Hals entlang nicht fordernd gewesen seien, sondern manchmal eben beruhigend.

Trotz der beruhigenden Momente, aber offensichtlich wegen der missbräuchlichen Komponenten, sei während der ganzen Therapie ihrerseits kein Vertrauen aufgekommen, sie habe den Kontakt als kalt empfunden und sich vom Therapeuten »wie ein Stück Papier« behandelt gefühlt. Diese distanzierte und kalte Atmosphäre stand in merkwürdigem Gegensatz zu den intimen Berührungen, die der Therapeut ausgeführt hat. Herta weiß nicht, wie sie das einordnen soll, und bemerkt, sie sei als Frau sehr naiv in die Therapie gegangen. Ihren Mann kenne sie seit 20 Jahren, seit ihrem 19. Lebensjahr, und habe nie mit einem anderen Mann sexuellen Kontakt gehabt.

Nachdem sie ihrem Mann von dem »merkwürdigen Anfassen« des Therapeuten berichtete und obwohl dieser das auch seltsam fand, dachte sie, dass der Therapeut doch wissen müsse, wie richtig zu behandeln sei. Andererseits argwöhnte ihr Mann, dass sie den Therapeuten vielleicht »durch ihre Kleidung oder so« provoziert habe, was Herta aber von sich wies.

Sie wollte sich seiner Autorität als Fachmann unterwerfen, um weiterhin bei ihm Therapie machen zu können. Als sie mit dem Therapeuten darüber reden wollte, nahm er keine Stellung, er sei irgendwie nicht zu fassen gewesen. Vor allem durch die Informationen, die Herta zu einem späteren Zeitpunkt aus der Presse erhielt und nachträglich mitteilt, nämlich dass der Therapeut in mehreren Fällen wegen sexuellen Missbrauchs in therapeutischen Behandlungen angezeigt worden war, kann angenommen werden, dass er, ähnlich wie in einigen der anderen Fallgeschichten beschrieben, zu testen versucht hat, ob Herta zu einer sexuellen Kontaktaufnahme bereit sei. Da sie ihn aber auf sein Verhalten ansprach und versuchte herauszubekommen, was es zu bedeuten habe, und auch nicht in ihn verliebt war, kam es wohl nicht zu einem Beischlaf. In diesem Fall trat auch keine Enttäuschung ein, als sie erfuhr, dass sie nicht die Einzige war, sondern ein Gefühl der Erleichterung, dass ihre Wahrnehmungen gestimmt hatten.

Die Wiederholung der persönlichen Geschichte in der therapeutischen Beziehung ist auch in dieser Behandlung ein wesentliches Merkmal. Es kehren durch die ausbleibenden Antworten auf Hertas Nachfragen, wie denn das Anfassen zu verstehen sei, und durch seine emotionale Kälte die Erfahrungen, die Herta mit ihrer Mutter in der Kindheit gemacht hatte, und die Ablehnung, die sie durch diese erfahren hatte, wieder. Sie sagt selbst: »Der hat zwar konkret gesagt, ich muss mein Verhalten zu meiner Mutter ändern. Aber in der Therapie mit ihm habe ich genau das mitgemacht, was meine Mutter auch gemacht hat. So unterschwellig, so nix äußern, also es war komisch, ne.«

Wenn sie sich später einmal getraut habe zu sagen, was sie nicht in Ordnung fand, dann seien allerdings auch immer so »blöde«, zynische Bemerkungen gefallen, wie: »Ja, wollen Sie denn etwa, dass ich hier mit Blumen hereinkomme.« Herta hat sich gegen Ende der Therapie über vieles aufgeregt, wie er sie zum Beispiel über Gebühr hat warten lassen, über ungünstige Termine, seine geschäftsmäßige und unhöfliche Art etc., aber über das »Anpacken« haben sich ihre Schwestern, denen sie später davon berichtet hat, viel mehr aufgeregt als sie selbst. Sie habe es damals gar nicht richtig mitgekriegt und kann es bis heute überhaupt nicht verstehen, da sie keine Vorstellung davon hat, was er davon gehabt haben könnte. Die »dunkle« Seite im sexuellen Verhalten dieses männlichen Therapeuten, der ihr als Frau missachtend begegnete und ihren Körper als Sexualobjekt benutzte, bleibt der Patientin in naiver Weise verborgen.

Nach anfänglichem Zögern fallen Herta immer neue missbräuchliche Situationen ein: In einer Sitzung sei es ihr wieder sehr schlecht gegangen, sie sei aufgestanden, zu ihm gegangen und habe ihren Kopf auf seine Beine gelegt. Als er sie, wie sie glaubte, zur Beruhigung streichelte, merkte sie »dass sein Glied dick geworden ist, und in dem Moment, wo ich das gemerkt habe, habe ich ganz schnell gemacht, dass ich auf meinen Platz kam. Weil da ist mir irgendwie klar geworden, uh, irgendwas stimmt aber nicht.« Sie habe aber schnell versucht, das wieder wegzuschieben, wohl am ehesten beschreibbar mit dem Sprichwort: »Was nicht sein darf, das nicht sein kann.«

Ein andermal konnte sie sehen, dass er oben in der Hemdtasche Kondome hatte – deutlich sichtbar. Das habe sie sich aber damit erklärt, dass er sich später sicher mit seiner Freundin treffen wollte. Auch im Nachhinein sucht Herta für die zweideutigen Situationen nach möglichen Entschuldigungen für sein Verhalten, was ihr anhaltendes Verwirrtsein erklärt: Er konnte ja zum Beispiel nicht wissen, dass sie den Kopf auf seine Beine legen würde. Das Hin und Her der möglichen Sichtweisen ist einerseits von ihrer Naivität geprägt, andererseits aber von dem zwiespältigen, nicht eindeutigen Verhalten, das der Therapeut während der Behandlung zeigte.

Dann nimmt sie die Entschuldigungen auch wieder zurück, als sie daran denkt, dass ihr so richtig klar geworden sei, dass etwas nicht gestimmt habe, als sie von seinen Gegendarstellungen im Ehrengerichtsverfahren, das Herta im Anschluss an die Therapie angestrengt hatte, erfahren habe. Der Therapeut hat die Körperberührungen anscheinend insgesamt abgestritten: »Er hat dann nachher dem Ehrengericht geschrieben, wie man denn annehmen kann, dass so was zur Therapie gehört. Da ist mir sogar klar geworden, Mensch, da ist doch wirklich Scheiße gelaufen in der Therapie, ne.« Das Ehrengerichtsverfahren ist schließlich eingestellt worden, da sie keine Beweise bringen konnte und Aussage gegen Aussage stand.

Auf eventuelle Missbrauchserfahrungen in der Kindheit angesprochen, weist sie diese zurück – der Vater sei noch verklemmter als sie selbst gewesen. Sie war die Älteste von elf Kindern, der Vater war Alkoholiker, er sei immer mit einer Axt ins Bett gegangen – er habe wohl unter so etwas wie Verfolgungswahn gelitten. Mit der Mutter habe es auch nur Konflikte gegeben. Herta hat von Kindheit an mit Erbrechen auf die familiäre Situation reagiert. In diesem Zusammenhang fällt ihr ein, dass sie nicht zur Beerdigung des Vaters gegangen sei und auch sein Grab nie besucht habe. Als sie dies dem Therapeuten erzählte, habe er sie zur Entspannungsmatratze geführt und sie das Grab visualisieren lassen. Dies habe sehr stark auf sie gewirkt. Währenddessen stellte er sich hinter sie und berührte sie wieder – am BH vorbei, an der Innenseite der Schenkel entlang und am Höschen, aber wieder so unfassbar. Sie habe sich eigentlich nichts dabei gedacht, aber in seinen Stellungnahmen im Ehrengerichtsverfahren habe er behauptet, dass Herta sich an ihm festgekrallt habe, und das stimme nun wirklich nicht! Es sei aber wohl ein Wunsch nach Wärme dagewesen.

Auch hier wird von Herta eine Situation beschrieben, in der es ihr schlecht ging, sie bedürftig war und der Therapeut wieder mit grenzüberschreitenden

Berührungen geantwortet hatte. Herta war dieser Zusammenhang noch nicht aufgefallen, doch jetzt stimmt sie dieser Sichtweise zu und beschreibt, dass ihre jetzige Therapeutin in vergleichbaren Situationen anders mit ihr umgeht – in gewisser Weise wirklich fürsorglich. Sie habe eigentlich nie zu einer Frau gehen wollen, weil sie dachte, sie könne die Nähe von einem Mann besser annehmen. Von der Mutter habe sie »immer nur Ablehnung, Ablehnung« bekommen. Die Therapeutin hat Herta in der Folgebehandlung bestätigt, dass die Art und Weise, wie der männliche Therapeut sie berührt habe, nicht vertretbar sei.

Herta hat die Therapie bei ihm dann nach einem Jahr abgebrochen, weil sie sich gar nicht mehr verstanden fühlte und Angstsymptome entwickelte. Ernstgenommen wurde sie mit ihren weiblichen Themen nicht, sondern musste sich damit auseinandersetzen, dass der Therapeut ihr mitteilte, dass er lieber kurze Röcke sehe als die Jeans, die sie meistens trug, und dass Männer es nun einmal gern haben, »wenn eine Frau schön verpackt ist«. Bis heute sei es schlimm für sie, dass sie es nicht richtig habe fühlen können, was mit ihr gemacht worden sei, er habe das immer alles so »gemauschelt«.

Sigrid

> »Wie ich das gemacht habe, das weiß ich auch nicht, aber ich hatte irgendwie das Gefühl, ja dass ich schon so eine kleine Sonderposition hatte.«

Die hier berichteten Erfahrungen, die während einer gruppentherapeutischen Behandlung, die ungefähr drei Jahre dauerte, gemacht wurden, liegen ca. zwölf bis vierzehn Jahre zurück und haben Sigrid noch Jahre danach beschäftigt – der Verarbeitungsprozess schien abgeschlossen, lebte aber durch ihre Krebserkrankung wieder auf. Sigrid weiß nicht, ob das, was sie erlebt hat, als Missbrauch zu bezeichnen sei, sie wolle den Therapeuten in keinem Fall fälschlich bezichtigen, es gäbe da sicher fließende Grenzen.

Nach einer ersten Gesprächstherapie (einzeln) bei einer Ärztin für Naturheilkunde, zu der Sigrid wegen psychosomatischer Beschwerden (Herzjagen, Angstzustände, Erstickungsgefühle) nach den Schwangerschaften mit ihren beiden Söhnen gegangen war, wechselte sie in eine Gruppe unter gestalttherapeutischer Leitung. In dieser Zeit erfuhr sie, dass zwei andere Gestalttherapeuten, die ihre Ausbildung gerade abgeschlossen hatten, eine Therapiegruppe beginnen wollten, und ging mit ihrer Freundin zu einem Vortreffen. Der »experimentelle Charakter« der Gruppe habe ihr damals sehr gut gefallen. Dagegen seien die anderen Therapieerfahrungen eher langweilig gewesen. Die Freundin und sie begannen dann dort eine Therapie.

Dass Sigrid sich mehr von einer Gruppe versprach, die von zwei unerfahrenen Therapeuten geleitet wurde, mag ein Hinweis darauf sein, dass sie damit die Hoffnung oder den mehr unbewussten Wunsch verband, der Abstand (das asymmetrische Verhältnis) zwischen den Therapeuten und ihr sei vielleicht kleiner und sie könne stärker mitgestalten, aber vielleicht dadurch auch mehr Nähewünsche erfüllt bekommen.

Da Sigrid in ihrer Kindheit und Jugend gelernt hatte, für andere da zu sein – zu Hause in der Rolle der großen Schwester, die für die kleinen Geschwister zu sorgen hatte und den Eltern keine Probleme bereitete –, war es ihr wohl auch vertraut, aus dieser Position heraus Anerkennung zu bekommen. Diese Dynamik sollte sich in der Therapie wiederholen. Ihre Angstsymptomatik, die sie in eine Therapie geführt hatte, war jedoch ein Ausdruck dafür, dass auch sie eine bedürftige Seite hatte, die nicht befriedigt worden war und die im Symptom in verschlüsselter Form zur Sprache kam. In fataler Weise stellte sich in der Beziehung zum Therapeuten wieder her, dass sie zwar durch die vielfältigen grenzüberschreitenden Körperkontakte ihre Wünsche nach Zuwendung und Nähe erfüllt bekam, dass dies aber nur oberflächlich so erschien. In der Interaktion in und außerhalb der Gruppe war es der Therapeut, der sich auf Sigrid stützte, sie zu seiner Vertrauten machte, Händchen haltend mit ihr in der Gruppe saß etc. Es mutete Sigrid als ein ganz besonderer Zuwendungs- und Vertrauensbeweis an – ihre Haltefunktionen für ihn in der Rollenumkehr blieben unbewusst.

Sehr bald nahm sie in der Gruppe eine Art Sonderstellung ein, bekam besondere Aufmerksamkeit und Zuwendung vom einen der beiden Therapeuten, in den sie sich recht bald verliebte. Es wurden Treffen außerhalb der Gruppensitzungen vereinbart. Damals meinte Sigrid, sie brauche mehr an Einzeltherapie, es ging im Rückblick aber wohl auch um ganz persönliche Zuwendung, die sie gern haben wollte, wie sie leicht lachend zugeben kann. Die Grenzen zwischen privatem und beruflichem Kontakt wurden zunehmend diffuser. Bei den Treffen zu zweit wusste sie nie genau: »Ist das jetzt eine Therapiestunde oder ist das keine?« Ob sie diese Treffen bezahlt hat, weiß sie gar nicht mehr. Es wurden dann auch viele private Unternehmungen gemacht, einkaufen oder bummeln in Einrichtungshäusern, Feste feiern, sich gegenseitig besuchen etc. Sie habe nicht sagen können: »Okay, du bist nur mein Therapeut.« Sie habe genauso gut sagen können: »Du bist auch mein Freund.«

Innerhalb der Gruppe wurden Körperübungen und auch Rebirthingsitzungen gemacht. Hier habe sie auch in emotional bedrohlichen Situationen die Erfahrung gemacht, dass der Therapeut ganz für sie da war. Sie sagt: »Dass ich eben sehr viel liebevolle Zuwendung bekommen habe von ihm, in seinen Armen liegen, auf ihm liegen, unter ihm liegen, und was weiß ich alles, war wundervoll für mich.« Sie habe ihn geliebt, und er habe das auch von ihr hören wollen. Er sei ein »absoluter Frauentyp, ein beliebter Typ« gewesen und hätte jede Frau haben können, die er haben wollte. Bei den Körperübungen verspürte sie Sensationen und sexuelle Erregung, obwohl dies alles in der Gruppe stattfand. Im Bett seien sie nie gelandet, diese Grenze habe es noch gegeben – sie wollte es nicht, weil sie damit nicht so locker umgehen konnte und es auf eine Zeit nach der Therapie verschoben hatte.

Sigrid schildert ganz unvermittelt den jähen Abbruch der Beziehung zwischen ihr und dem Therapeuten, der sie an den Rand ihrer Existenz gebracht hat. Er habe sich in ihre Freundin verliebt, die beiden hätten sehr schnell ein Kind miteinander bekommen und seien heute noch zusammen. Sie kommt unmittelbar auf ihre Krebserkrankung zu sprechen, die im letzten Jahr ausgebrochen war, und ein damit im Zusammenhang stehendes magisches Todesdatum. Das Kind des Therapeuten und ihrer ehemaligen Freundin sei an Sigrids Geburtstag geboren worden, und das Geburtsdatum der Freundin sei bei einem Workshop über Geburt und Tod mit den damaligen Therapeuten während einer Übung auf einem Friedhof als ihr eigenes Todesdatum auf einem Grabstein erschienen. Es sei ein Zukunftsdatum gewesen, ein Tag im Oktober, vom jetzigen Zeitpunkt an in zwei Monaten. (Es ist wohl das Geburtsdatum der Freundin mit veränderter Jahreszahl gemeint.) Die Gruppe ist nicht in der Fantasie, sondern tatsächlich gemeinsam im Rahmen der Therapie auf einem Friedhof gewesen. Hier greifen starke Nähe- und Kontaktwünsche von Klienten verbunden mit den Wünschen nach außergewöhnlichen Erfahrungen und ein grenzüberschreitendes Setting ineinander, das ganz konkret den symbolischen Raum einer Therapie aufgibt – es ist also nicht nur die Beziehung, sondern auch das Setting betroffen.

Damals habe sie durch die Aufnahme der Beziehung des Therapeuten zu ihrer besten Freundin auf einen Schlag zwei sehr wichtige Menschen verloren. Ironischerweise passierte dies auf dem Abschiedsfest, das Sigrid in ihrer Wohnung feierte, um das Ende der *therapeutischen* Beziehung zu dokumentieren. Sigrid hatte nämlich zunehmend unter der nicht eindeutigen Therapie- und Freundschaftssituation gelitten. Sie sei fast darüber verrückt geworden, nicht zu wissen, woran sie nun sei. Aber sie hatte immer noch die Hoffnung, »dass es alles noch ganz schön werden wird und toll werden wird«.

Einen ersten Versuch, klarere Grenzen zu ziehen, unternahm Sigrid, als die beiden Gruppentherapeuten sich trennten und sie mit dem anderen Therapeuten und einem Teil der Gruppe in die Nachbarstadt wechselte. Es fanden aber noch gemeinsame therapeutische Workshops unter der Leitung beider Therapeuten statt, wozu auch das eben erwähnte Wochenende zu Geburt und Sterben zählte. Auf die Frage, wann sie begonnen habe, unter der Situation zu leiden, erinnert sie sich, dass sie zu leiden begann, als sie merkte, dass der Therapeut, in den sie verliebt war, eine sexuelle Beziehung zu einer anderen Patientin in der Gruppe aufnahm, mit der sie in die Nachbarstadt gewechselt war. Während eines gemeinsamen Workshops habe sie mitbekommen, dass diese Frau sehr eifersüchtig auf sie war. »Und diese Frau hat total gelitten, ich weiß nicht, in welche Abgründe die gestürzt ist, und dann war damals das für mich der Grund, dass ich gedacht habe, das passiert mir nicht, so kaputt macht er mich nicht.« Die Erfahrung, nicht die Einzige zu sein, ließ eine erste Distanzierung mit nachfolgender Lockerung der Idealisierung eintreten, wie weiter unten beschrieben werden soll. Allerdings hatte Sigrid durchaus die Grenze gewahrt, keinen Geschlechtsverkehr mit ihm zu haben, sodass sie vor dieser narzisstischen Kränkung in der Rivalität zu der anderen Gruppenteilnehmerin geschützt war. Sie schien sich sogar eher in der Rolle der Einzigen bestätigt zu fühlen – nicht der Einzigen, mit der er schläft, sondern als seine einzige Vertraute.

Sie war allerdings nach wie vor »süchtig nach Körperkontakt« mit ihm und hoffte auf eine spätere reale Beziehung. Heute nimmt sie es ihm übel, dass er nicht klar gesagt hat: »Du bist meine Patientin, du bist die Sigrid, ich mag dich gern, du bist eine attraktive Frau, all das hat er mir gesagt. Aber ich liebe dich nicht.« Damals hat er gesagt, er liebe Sigrid, und obwohl sie wusste, dass sie nicht die Einzige war, hatte sie geglaubt, dass die Beziehung zu ihr etwas Besonderes sei. Das habe er auch in der Gruppe demonstriert, er habe zum Beispiel oft neben ihr gesessen und »Händchen gehalten«. Für sie selbst sei dieses »ich liebe dich« etwas »Großartiges« und »Heiliges« gewesen, wohingegen er mit diesem Satz wohl eher großzügig umgegangen sei, was sie völlig verwirrt habe: »... ich habe gelitten und ich war glücklich, und es war einfach alles da.« In dieser Zeit holte sie ihn bereits von dem »Sockel« herunter, auf den sie ihn gestellt hatte. Sie war seine Vertraute geworden, wusste alles aus seinem Leben, über seine schwierigen Affären und seinen ganzen »Seelenschmerz«. Sie merkte, dass er »ein ganz normaler Mensch wie jeder andere war« und das »Guruhafte« im Rahmen der Therapie nur ein Teil von ihm. Das Abschiedsfest im kleinen Rahmen mit ausgewählten Gästen aus beiden Gruppen hatte Sigrid geplant, um sich aus der therapeutischen Beziehung zu ihm zu verabschieden, mit der Hoffnung auf eine rein private Beziehung. Auf diesem Fest verliebten sich ihre beste Freundin, die auch Gruppenteilnehmerin gewesen war, und der Therapeut ineinander. Sie hätten hinterher in ihrem Bett gelegen, und sie habe »die Welt nicht mehr verstanden«. Danach nahmen beide keinen Kontakt mehr mit ihr auf. Sie selbst hatte nach dem Fest ganz große Schwierigkeiten. Es ging ihr sehr schlecht, und sie wusste kaum damit fertig zu werden. Ihren Ärger, Groll, Frust und ihre Wut habe sie einfach mit sich herumgetragen. Sie habe immer wieder versucht, bei anderen Gruppenteilnehmern ihre Wahrnehmungen zu überprüfen, ob sie sich die Beziehung denn nur eingebildet habe. Ihre Verwirrtheit über das, was passiert war, ging einher mit Schuldvorwürfen, die sie gegen sich selbst richtete, indem sie sich für den Kontaktabbruch »runtermachte«.

Bis heute hat sie es im Sinne der Anpassung an eine Autorität nicht geschafft, ihn auf das Vergangene anzusprechen und ihn zu konfrontieren, damit er sich einer Auseinandersetzung stellt. Sie hat sich nie getraut, ihn anzurufen, die Sache zu klären und damit vielleicht abzuschließen. Sigrid sagt: »Ich habe mich nie getraut, ich habe die Kraft einfach nicht aufgebracht.« In Grund und Boden verurteilen will sie ihn nicht. Es sei seine Anfangszeit als Therapeut gewesen, er habe Erfahrungen sammeln müssen. In der Gestalttherapieszene habe es zwar eine Zeit gegeben, in der sexuelle Beziehungen in der Therapie durchaus dazugehörten, aber Sigrid meint, es sei schon klar gewesen, dass es eine Grenze gebe. Er habe selbst gesagt, dass er nicht mehr der Therapeut einer Patientin sein könne, wenn er sich in sie verliebe. Dennoch habe er ihr gesagt, dass er sie liebe, und die Therapie von seiner Seite aus nie beendet. Hier versucht der Therapeut diesen Widerspruch, vielleicht sogar mit dem Argument, Liebe und Verliebtheit seien etwas Grundverschiedenes, in Einklang zu bringen.

Die Rolle der Vertrauten, der Zuhörerin und Therapeutin kennt Sigrid auch aus ihrer geschiedenen Ehe und anderen Männerbeziehungen der letzten Jahre. Im Elternhaus sei sie, wie oben schon erwähnt, die Älteste gewesen, sozusagen »sehr pflegeleicht« und immer für die jüngeren Geschwister da. In der therapeutischen Situation sind diese Beziehungsmuster nicht bearbeitet, sondern traumatisch wiederhergestellt worden. Sie selbst sagt: »Das fand ich schön, Vertraute zu sein, und das ist was, was ich immer noch liebe, wenn mich jemand ins Vertrauen zieht und mir im Grunde ja auch eine Bürde damit auflastet, das durchschaue ich manchmal heute, dass ich denke: Oh, das will ich gar nicht. So viel Vertrautes will ich gar nicht wissen von –.«

Die damaligen Therapieerfahrungen sind im Lauf der Jahre verblasst, aber im Zuge ihrer lebensbedrohlichen Erkrankung werden sie noch einmal bedeutsam, und sie spürt zu Zeiten wie dieser, wie viel Wut sie noch auf den ehemaligen Therapeuten hat. Sie sagt: »Wie kann ein Therapeut mich da so hängenlassen?«

Lisa

> »Und ich hatte dann aber immer wieder, weil ich ja wusste, man ist in Übertragung, das Gefühl, vielleicht bilde ich mir das nur ein, das ist alles eine Übertragung.«

Lisa ist eine Therapeutin, die missbräuchliche Erfahrungen in ihrer Lehranalyse im Rahmen ihrer Ausbildung zur Psychoanalytikerin gemacht hat. Der Lehranalytiker hat nach den Schilderungen Lisas die Analyse zu narzisstischem Machtmissbrauch, erotisiertem Kontakt und sexuell übergriffigen Situationen benutzt. Dabei kam ihm das theoretische Wissen Lisas um Übertragungsphänomene und ihr Wunsch, diese in eigener Erfahrung in der Therapiesituation kennenzulernen, zugute. Da Lisa durchaus Anteile seines Narzissmus als Realität wahrnahm, die nichts mit einer Übertragung auf ihn zu tun hatten, versuchte der Therapeut, ihr ihre Wahrnehmung auszureden und als ihre Übertragung zu deuten. So war Lisa oft im Zweifel, ob das, was sie spürte, nun ihrer Fantasie oder seiner Realität entsprang. Insgesamt ist sie vier Jahre bei ihm in Lehranalyse gewesen und hat danach noch eine zweite Therapie bei einer Lehranalytikerin angefangen, größtenteils deshalb, um die Erfahrungen der ersten Therapie aufzuarbeiten. Das Ende ihrer missbräuchlichen Therapie liegt ungefähr vier Jahre zurück.

Lisa ist Ärztin und wollte eine psychoanalytische Ausbildung beginnen. Ihr Klinikchef hatte ihr den Lehranalytiker (im Folgenden als Therapeuten bezeichnet) empfohlen. Sie war froh, dass sie nach einem Vorgespräch einen Platz bei ihm bekam, da es schwierig war, einen Lehranalyseplatz ohne lange Wartezeiten zu bekommen. Gleich am Anfang habe sie Übergriffe verbaler Art von ihm erlebt, ohne daraus allerdings Konsequenzen zu ziehen. So erzählte er ihr zum Beispiel von seinen eigenen sexuellen Fantasien über Männer und Frauen. Einmal versprach er sich und sagte, dass das Hauptproblem in dieser Analyse sei, dass er Lisa gefallen wolle, statt dass sie ihm gefallen wolle. Sie habe damals nicht die Kraft gehabt, daraus Konsequenzen zu ziehen, obwohl sie wusste, dass etwas nicht in Ordnung war. Dass es aber nicht nur an der Schwierigkeit lag, überhaupt einen Platz zu finden oder ihren eigenen Wahrnehmungen zu trauen, kann sie später, nach zögerndem Nachdenken, hinzufügen: Sie habe seine zugewandte und gar nicht »abstinente Art« am Anfang als etwas Positives erlebt. In der Klinik war sie die Jüngste, ein »Küken«, bei ihm fühlte sie sich durch seine Aufmerksamkeiten aufgewertet. Sehr bald habe sie sich dann in ihn verliebt und sei sehr auf ihn fixiert gewesen. Sie merkte zwar, dass er ihre Verliebtheit genoss und förderte, dass er es brauchte, dass sie als Patientin in ihn verliebt war, das sei aber damals eher eine Ahnung als eine Gewissheit gewesen. Im vierten Therapiejahr kam es dann zum manifesten sexuellen Übergriff. Ihre heutige Sichtweise sei allerdings das Ergebnis der Bearbeitung aus ihrer zweiten Therapie. Deshalb sei sie jetzt sicher, dass es sich nicht um Übertragungsgefühle ihrerseits gehandelt habe, sie schwanke in der Beurteilung nicht hin und her wie damals. In der Folgetherapie sei es vor allem darum gegangen, ihren Wahrnehmungen trauen zu lernen, die sie schon damals hatte. Sie glaubt heute, dass der Übergriff zu einem Zeitpunkt erfolgte, als ihre Verliebtheit sich aufzulösen begann: Lisa sagt, dass sie dem Therapeuten zu entgleiten drohte, weil sich ihre »Liebesübertragung« aufgelöst hatte. Sie befand sich in den Anfängen der Beziehung zu ihrem jetzigen Mann. Wenn sie in der Therapie über die Beziehung sprach, erlebte sie, wie der Therapeut für sie und gegen ihren späteren Ehemann Partei ergriff und sehr aktiv versuchte, ihr diesen auszureden. Einmal erzählte sie in der Stunde, dass sie und ihr Mann sich verpasst hätten, woraufhin der Therapeut ihr klarmachte, dass jetzt endlich offensichtlich sei, dass ihr Freund eine andere Freundin habe und sie betrüge. Sie sei zu naiv, aber spätestens jetzt müsse sie es einsehen. Ihre »Naivität« wird hier zwar deutlich, aber anders, als der Therapeut meinte, eher in dem Sinne, dass Lisa davon ausgeht, dass Menschen, mit denen sie engen Kontakt hat oder befreundet ist, ihr nichts Böses wollen können. In diesem Fall ist es aber nicht ihr späterer Mann gewesen, der diese Art von Naivität ausnutzte, sondern der Therapeut selbst. Er konstituierte sozusagen eine schutzlose und verlassene Situation, um sich dann als Tröster anbieten zu können.

In dieser Situation fing Lisa an zu weinen, da sie dachte, dass der Therapeut sie fast vier Jahre kenne und »deshalb etwas dran sein müsse« an dem, was er über ihren Freund und sie gesagt hatte. Daraufhin sei er zur Couch gekommen, habe sie umarmt, auf die Stirn geküsst, sie am Knie gestreichelt und ihr immer wieder ins Ohr geflüstert, dass sie diesen Mann doch verlassen solle, er sei nichts für sie. Sie erinnert sich, dass sie vollkommen erstarrt war und nur noch dachte, jetzt habe ich meinen Freund verloren, weil er eine andere Freundin hat, und meinen Analytiker, weil er übergriffig geworden ist. Als der Therapeut merkte, dass sie erstarrte und sich nicht verführen ließ, fragte er, ob sie lieber gehen wolle, was sie dann auch tat. Sie sagt zu dieser Szene, sie glaube, »dass dieser Übergriff so was war, dass er es nicht ertragen konnte, dass die positive Übertragung einfach zu Ende lief«, sozusagen ein letzter Versuch, sie noch einmal an sich zu binden. Sie selbst sei danach ein »Haufen Elend« gewesen. Sie wollte die Therapie beenden, konnte aber seinem Druck als Autorität nicht standhalten, mit dem er forderte, dass diese Begebenheit »bearbeitet« werden müsse, und blieb dann noch ein Vierteljahr. Die Bearbeitung bestand in dem Versuch der Rechtfertigung seines Tuns, indem er durch sein Verständnis des Vorfalls die Schuld der Patientin zuschob: etwa in dem Sinne, dass sie dekompensiert gewesen sei, dass er sie habe trösten müssen und dass sie daraufhin hysterische Symptome entwickelt habe.

Diese Wahrnehmungsverdrehung kennt Lisa aus ihrer Kindheit, das war ein Faktor ihrer großen Abhängigkeit vom Therapeuten. Sie kommt auf ihre Biografie zu sprechen. Direkten sexuellen Missbrauch habe sie wohl nicht erlitten, aber sie kenne aus der Kindheit solche Verwirrspiele, Manipulationen des Schuldgefühls und narzisstische Ausbeutung durch die Mutter. Sie lebte mit den Eltern allein auf engstem Raum, der Vater sei während der Ehe Alkoholiker geworden, beruflich und sozial abgestiegen. Sexualität war ein Tabu, trotzdem war die Familienatmosphäre sexualisiert – alles sehr verwirrend.

Auf diesem familiären Hintergrund habe sie im letzten Vierteljahr der Therapie ständig geschwankt, ob sie selbst oder dieses Spiel verrückt sei. Irgendwann in dieser Zeit habe sie dann den Eindruck gewonnen, dass sie deshalb bleiben solle, damit sie nichts am Institut und im Kollegenkreis weitererzähle. Er habe sie zum Schweigen verpflichtet, aber eher in Form eines Redeverbots, wie es von Kindern, die sexuell missbraucht wurden, bekannt ist.

Als sie sich entschieden hatte, dass sie nicht verrückt sei und endgültig aufhören wollte, gab der Therapeut ihr mit auf den Weg, dass sie nicht auf die Idee kommen solle, woanders eine psychoanalytische Therapie zu machen, da sie für die Psychoanalyse ungeeignet und zu krank sei. Dennoch habe sie eine zweite Therapie bei einer Therapeutin, auch Lehranalytikerin, angefangen.

Lisa vertieft im Rückblick vor allem ihr damaliges Wahrnehmungsproblem und hat heute die Gewissheit, dass der Therapeut einen großen persönlichen Nutzen aus ihrer Abhängigkeit gezogen hat, sowohl hinsichtlich sexuellen als auch narzisstischen Machtmissbrauchs. Kontakt mit anderen Ausbildungskandidatinnen, denen Ähnliches passiert sei, habe sie nicht gehabt, allerdings habe ihre Therapeutin Andeutungen gemacht, dass sie nicht die Einzige gewesen sei, von der sie das gehört habe. Ein Kollege, der auch bei diesem Therapeuten war und zufällig ihr Nachbar, habe ihr bestätigt, dass er ähnliche Erfahrungen gemacht habe. Sie betrafen die Rivalitätsebene von Mann zu Mann, und zwar immer dann, wenn er den Therapeuten nicht bewundert habe. Dieser Kollege habe ebenfalls eine weitere Therapie anschließen müssen. Bei ihm entfiel allerdings der sexualisierte Teil des Machtmissbrauchs. Die Kontaktaufnahme zu dem Kollegen sei leider erst nach Beendigung der Analyse erfolgt. Heute könne sie verstehen, dass es Patientinnen gebe, die mit ihrem Therapeuten schlafen und die Stunde auch noch bezahlen. Das sei ihr vor ihrer eigenen Abhängigkeitserfahrung nicht nachvollziehbar gewesen.

Es fällt Lisa nicht leicht, sich einzugestehen, dass die sehr zugewandte Art des Therapeuten ihr damals auch geschmeichelt hat. Sie belegt es mit einem psychoanalytischen Fachausdruck und sagt, dass sie ihn wahrscheinlich schon recht früh idealisiert habe. Als sie schließlich sehr in ihn verliebt gewesen sei, habe sie erlebt, dass er das Feuer schürte, um sie dann auf kränkende Art und Weise zurückzustoßen. Als Beispiel fällt ihr das Sommerfest ihres Chefs ein, zu dem sie beide eingeladen waren. Nachmittags in der Sitzung habe er in allen Einzelheiten ihre Verliebtheit in ihn ausgeforscht, um abends auf dem Fest auffällig und inniglich vor ihrer Nase mit seiner Freundin zusammen zu sein. Rückblickend glaubt sie, dass die Kränkung dieses Abends eine erste Ablösung bei ihr bewirkt hatte, ausgelöst durch die Wut, die sie damals gespürt hat. Sie kann aber bis heute eigentlich nicht begreifen, was das für Menschen sind, die solche Machtspiele nötig haben: »Ja, dass er sich so einfach ein Opfer sucht und das mit dem macht. Denn ich hatte ihm ja nichts getan, ich bin doch rein durch Zufall zu ihm gekommen, durch diese Empfehlung vom Chef, also wie jemand so hemmungslos seine eigenen erotischen Geschichten da einfach ausleben kann in seinen Therapien, also ohne irgendwas, ohne irgendwelche Hemmung, das ist mir ein Rätsel, kann ich mir ganz schwer vorstellen.« Sie kommt wiederholt darauf zu sprechen, dass es ihr schwerfällt zu begreifen, was Menschen davon haben können, andere zu manipulieren. Lisa erzählt dazu ein Beispiel von ihrer Mutter, aus einer Zeit, als diese mit ihr schwanger war. Damals hätten sie Ofenheizung gehabt, draußen waren es –20°C, der Vater habe gefroren, die Mutter nicht. Da habe die Mutter das Thermometer unter die Lampe gehalten und gefragt, warum er denn friere, es sei doch warm. Obwohl es noch ein vergleichsweise harmloses Beispiel sei, verstehe sie bis heute nicht, was diese »Schummelei« denn bringe. Hier stellt die Interviewerin die Frage, ob das denn nicht gewissermaßen naiv gedacht sei, woraufhin sie es selbst als Gutgläubigkeit bezeichnet und sagt, dass sie einfach nicht möchte, dass Menschen in ihrer näheren Umgebung so sind.

Eine andere missbräuchliche Situation fällt Lisa ein, die nicht direkt durch Berührungen gekennzeichnet ist, aber ihren Körper betraf. Sie hatte in dieser Therapie eine Art Gangstörung entwickelt. Sie sei so komisch gelaufen, »roboterartig, steif, unweiblich, doof, abturnend«. Der Therapeut hatte es als hysterisches Symptom bezeichnet und sie in einer Sitzung aufgefordert, sie solle vor ihm auf und ab gehen, er wolle mit ihr laufen üben. Damals sei ihr extrem unbehaglich zumute gewesen und sie sei der Aufforderung nicht nachgekommen. Heute versteht sie die Gangstörung als ein auf ihn bezogenes Symptom. Sie habe wahrscheinlich gespürt, wie er sie taxierte, sich dies nicht eingestanden und den Gang mehr unbewusst als Abwehr eingesetzt. Ganz schlimm sei dieser Gang einen Tag nach dem Übergriff gewesen, als sie nahe daran war, verrückt zu werden. Er sei erst weggegangen, als sie mit einer Freundin über diesen Vorfall gesprochen habe und diese ihr sagte, sie sei nicht verrückt.

Seine Interpretation war damals: »… ich bin dekompensiert wegen dieser realistischen Aussage von ihm, dass mein Mann mit einer anderen Frau unterwegs ist, was übrigens nicht gestimmt hat, was man hinterher alles klären konnte, es war eine Idee von ihm, und über diese Tatsache war ich so geschockt, dass ich dekompensiert bin, und er wollte diese Dekompensation auffangen durch diese Tröstung, und daraufhin bin ich aus neurotischen Gründen noch weiter dekompensiert und habe hysterische Symptome entwickelt. Also so ist seine Theorie.«

An anderer Stelle vergleicht sie ihr Ringen um ihre Wahrnehmungen mit der Situation einer Frau in einem Film, dessen Titel sie nicht mehr weiß, in dem die Protagonistin verrückt gemacht werden sollte. (Der Film *Gaslighting*, deutsch: *Das Haus der Lady Alquist* ist gemeint.) Sie selbst bezeichnet die Zweifel, ob ihre Übertragungsanteile oder seine Persönlichkeit für ihre Situation in der Therapie verantwortlich waren, als eine Art »Klappmühle«. Dieser zweifelnde Denkvorgang kommt dem des »Doppeldenk« nahe: Sie sieht etwas, und dann verschwindet es wieder. Beide Bilder können nicht in Einklang miteinander gebracht werden.

Das Ende der Therapie wurde wieder durch eine Begegnung außerhalb der Sitzungen auf einem nächsten Fest ihres Chefs herbeigeführt, auf dem das »Spielchen« mit umgekehrten Vorzeichen stattfand. Der Therapeut war allein erschienen, während sie in Begleitung ihres späteren Mannes kam und es nun umgekehrt genoss, ihn zu kränken. Sie erinnert sich, dass es sogar die übernächste Stunde nach dem Fest gewesen sei, in der er gekränkt gesagt habe, sie solle mit der Therapie aufhören, obwohl er bis dahin darauf bestanden hatte, dass die Therapie noch nicht beendet sei. In der Nachfolgetherapie habe sie dann vor allem ihre Wahrnehmungsprobleme bearbeitet, das heißt gelernt, ihren Wahrnehmungen zu trauen und nicht denken zu müssen, sie sei verrückt. Das sexuelle Begehren zurückzuweisen sei nicht so sehr ihr Problem gewesen, sonst wäre es in dieser Analyse sicher noch zu anderen Grenzüberschreitungen gekommen.

Der Therapeut ist vor einiger Zeit in einen anderen Ort gezogen und hat seine Position als Lehranalytiker an dem Institut aufgegeben. Sie vermutet, dass es ihm zu heiß geworden sei und sie nicht die Einzige war.

Die Wut auf die Analyse, die ihr nicht geholfen habe, sei da, aber heute bei Weitem nicht mehr so stark wie unmittelbar nach ihrem Ende. Sie habe auch nie einen Sinn darin gesehen, sich noch einmal mit ihm über alles auseinanderzusetzen, nach ihrem Gefühl hätte sie genauso gut mit einem Schrank sprechen können.

Ulrike

»Also, nur keine Ansprüche stellen, nur net sagen, dass das eine Schweinerei is', schon gar nicht zum Thema machen …«

Ulrike berichtet von einer Beziehung, die sie als Ausbildungskandidatin zu ihrem damaligen Ausbilder hatte, der auch der Leiter des Gestalttherapieinstituts war, in dessen Rahmen die Ausbildung durchgeführt wurde. Die Beziehung dauerte ca. fünf Jahre und lag zum Zeitpunkt des Interviews etwa vierzehn Jahre zurück. Sie war damals 26 Jahre alt und befand sich als kirchliche Jugendleiterin und alleinstehende Mutter im Erziehungsurlaub. Die therapeutische Zusatzausbildung wurde innerhalb der katholischen Kirche von einem pastoralpsychologischen Universitätsinstitut in ihrem Heimatland in Kooperation mit dem erwähnten deutschen Gestalttherapie-Ausbildungsinstitut angeboten.

In ihrem zweiten Ausbildungsjahr wurde sie gebeten, den prominenten Therapeuten und Institutsleiter, der im Rahmen des Ausbildungsgangs zum zweiten Mal ein Seminar leiten sollte, vom Flughafen abzuholen und zum Tagungsort mitzunehmen. Zu diesem Zweck lieh sie sich damals ein größeres und schnelleres Auto als ihre »alte Klapperkiste«, da es ihr sehr viel bedeutete, ihm diesen Dienst zu erweisen. Auf der Fahrt meisterte sie eine gefährliche Situation mit einem entgegenkommenden Motorradfahrer hervorragend und war sehr stolz auf sein Lob.

Später im Seminar habe sie fast nichts mitbekommen, immer nur an diese lebensgefährliche Situation gedacht und daran, dass sie beide noch lebten. Abends lud sie der Therapeut zum Essen in ein sehr nobles Restaurant ein. Sie war sehr verblüfft über die Einladung und dachte, er nehme an, dass sie einen Schock erlitten hätte. Es entwickelte sich eine Begegnung, bei der sie als junge, unerfahrene Frau von einem älteren und bedeutenden Mann in die große Welt eingeführt wurde, die Essbestecke erklärt bekam und sofort von ihm geduzt wurde. Sie ließ sich verführen – es schmeichelte ihr, dass der »große A.« sich für sie interessierte. Den narzisstischen Bedürfnissen des Therapeuten, wiederum in Anmutung der Geschichte von Pygmalion, kam es entgegen, dass Ulrike um vieles jünger, neugierig und ausgesprochen bereit war, ihn zu bewundern. Ihre damalige berufliche und persönliche Situation war desolat. Zur Zeit ihrer gestalttherapeutischen Ausbildung war sie während einer unfreiwilligen Schwangerschaft vom Vater des Kindes verlassen worden.

An diesem Abend erkundigte sich der Therapeut eingehend nach ihrer persönlichen und beruflichen Situation und entwarf eine berufliche Zukunft für sie. Er erzählte von einem neuen Ausbildungsgang, den er in ihrem Heimatland konzipieren wolle, das sei auch eine sehr sinnvolle Ausbildung für Jugendleiter, sie könne dann dort einen Freiplatz bekommen usw. Rückblickend kann sie sagen, dass dieser Abend mehreres in ihr ausgelöst habe: »… da interessiert sich zum ersten Mal wieder ein Mann für mich, also nach der gescheiterten Beziehung, dann noch dazu der Gott-Öberste, und der traut mir zu, was zu tun.« An diesem Abend begann eine intime Beziehung zu ihm, die sich in gleichem Muster über die nächsten Jahre fortsetzen sollte. Er erklärte ihr den Weg zum Hintereingang seines Hotels, in dem er übernachtete, und wann er die Tür öffnen würde, damit sie sich hineinschleichen könne.

An diese erste Nacht hat sie keine Erinnerung mehr, nur noch, dass es sie sehr gefesselt habe, dass sie für einen Mann wieder sexuell attraktiv sei. Vom Seminar selbst habe sie nichts mehr mitbekommen, habe aber sehr darauf geachtet, dass niemand etwas merken solle. Sie habe sich sehr besonders gefühlt – sehr außergewöhnlich.

Damit begann nicht nur ein narzisstisches und sexuelles Ausbeutungsverhältnis im Rahmen einer therapeutischen Ausbildung, sondern auch ein Ausbeutungsverhältnis auf der Arbeitsebene. Von Ulrike aus betrachtet geschah dies durch Rollenumkehr, bei der sie für ihn arbeitete, um weiterhin für ihn bedeutsam zu sein und um überhaupt Gelegenheit zu haben, mit ihm zusammenzutreffen. Einige Wochen später kam ein Brief von ihm, in dem er anfragte, wie er Staatsbürger ihres Heimatlandes werden könne, sie möge bitte Erkundigungen einholen. Dies habe bei ihr viele Fantasien bezüglich einer möglichen Beziehung mit ihm geweckt, womöglich fragte er ihretwegen an. Es ging aber hauptsächlich darum, dass diese Staatsbürgerschaft für ihn nützlich war. In der Folgezeit half sie ihm, eine neue Art Ausbildung in ihrem Heimatland zu etablieren, organisierte für ihn, nutzte alle ihre beruflichen Kontakte innerhalb der Kirche und arrangierte für ihn einen Kooperationsvertrag. Sie arbeiteten zusammen, gingen Essen und verbrachten die Nacht miteinander: »Und das hat sich dann einfach so abgespielt, dass ich ihn vom Flughafen abgeholt hab', in das Seminarhaus gebracht hab', dort die Organisation gemacht hab', ihm alle wichtigen Resolutionen gegeben hab', abgefahren bin, in der Nacht ins Bildungshaus geschlichen bin, in der Früh wieder 'rausgeschlichen bin, am letzten Tag gekommen bin, kassiert hab', was Organisatorisches besprochen hab', ihn zum Flughafen gebracht hab', und er war weg.«

Gleichzeitig befand sie sich in dem Ausbildungsgang unter seiner Leitung. Da sie ihre Beziehung zu ihm nicht öffentlich machen konnte und er das auch nicht wünschte, war sie durch dieses Geheimnis in der Kollegengruppe isoliert.

Die Geheimhaltung wurde vor allem zum Problem für sie, als er ihr fünf Minuten vor einem fünftägigen Training zum Thema Krisenintervention (!) sagte, dass diesmal seine Freundin als Co-Trainerin dabei sei und sie sich während dieses Seminars nicht sehen könnten. Es sollte sich noch herausstellen, dass es mehrere Geliebte und eine Lebensgefährtin gab. Der Therapeut führte in die Beziehung laufend neue Dreieckskonstellationen ein und ging ganz ungeniert damit um, vor allem mit der Tatsache, dass diese Geliebten im therapeutischen Setting gleichzeitig die Trainerinnen der Ausbildungskandidatin waren.

Sie musste feststellen, dass sie nicht die Einzige war, und bewältigte diese Verletzung mit einer Abwehrmaßnahme, die ihren biografischen Erfahrungen entsprach, auf die sie später zu sprechen kam. »Keine Ansprüche stellen, nur nichts anmerken lassen«, lauteten die inneren Stimmen. Erst ganz am Ende sagt sie auf Nachfrage, dass sie vom Vater und einem Cousin als Kind sexuell missbraucht und von ihrem Sporttrainer (Ulrike war Kunstturnerin gewesen) mit dreizehn Jahren vergewaltigt worden sei.

Während dieses Seminars sei eine Welt für sie zusammengebrochen, es sei ihr »saumäßig schlecht« gegangen, aber keiner sollte es merken. Auch einer Freundin, die mit ihr die Ausbildung machte und etwas ahnte, offenbarte sie sich nicht aus Angst, dass diese die Beziehung nicht gutheißen würde. Der Therapeut selbst hatte darauf hingewiesen, dass es so viele eifersüchtige und rivalisierende Kollegen gäbe und es besser wäre, niemandem davon zu erzählen.

Die Co-Trainerin und Geliebte des Ausbildungsleiters merkte während des Seminars, dass Ulrike völlig durcheinander war, und bat sie zu einem Einzelgespräch. Ulrike wusste zu dem Zeitpunkt nicht, dass die Co-Trainerin nichts von ihrer Beziehung zu ihm ahnte, und war sehr verwirrt, dass diese ihr unterstützende und bestärkende Zuwendung gab.

Nach diesem Seminar verlief die Beziehung weiter wie bisher: »Und dann ging's mit dem Organisieren weiter, also immer, wenn ich ein Seminar organisiert hab', kam er und hat die Nächte mir gehört und dann ist er halt wieder abgeflogen.« Warum das »Krisenseminar« nichts bei ihr verändert hat? Ulrike spürt noch in der Rückschau, dass ihre Angst, ihn zu verlieren, so groß gewesen sei, dass sie nicht fragen konnte, wie viele Freundinnen er denn habe. Selbst als sie realisierte, dass dies nicht die einzige Freundin war, hat sie es wahrgenommen und doch nicht wahrgenommen. Sie bezeichnet ihren Gefühlszustand damals als eine sehr große Abhängigkeit – Liebe erwähnt sie nicht.

Solange die Beziehung dauerte, gab es nur zwei Treffen mehr privater Natur, als berufliche Termine ausgefallen waren. Diese Begegnungen habe sie sehr genossen, er sei ausgelassen wie ein kleiner Junge gewesen, und sie habe sich plötzlich sehr verantwortlich und mütterlich ihm gegenüber gefühlt.

In dem darauffolgenden Jahr zeichnete sich dann der Wendepunkt in der Beziehung ab. Er brachte erstmalig seine Lebensgefährtin (eine andere Frau als die erwähnte Co-Trainerin) mit zu einem Arbeitstreffen zu ihr nach Hause, wobei er heimlich und mit Augenzwinkern zu verstehen gab, dass doch eigentlich Ulrike die Einzige sei. Die Lebensgefährtin sollte Leiterin eines neuen Ausbildungskurses werden, den Ulrike installiert hatte. Gleichzeitig bekam Ulrike mit, dass er offensichtlich eine Beziehung zu einer Ausbildungskandidatin in diesem neuen Kurs eingegangen war, »dasselbe Muster, dasselbe Spiel«. Ihr »Repertoire« sei augenscheinlich erschöpft gewesen. Sie habe zwar noch gut funktioniert und gut gearbeitet, aber was sie an Hintergrund in Organisationen zu bieten hatte, in die er einsteigen konnte, sei ausgereizt gewesen. Die Entdeckung, nunmehr unter den Ausbildungskandidatinnen nicht mehr die Einzige zu sein, führte zur Distanzierung ihrerseits. Sie konfrontierte ihn zum ersten Mal mit dieser neuen Beziehung. Er stritt alles ab, obwohl sie in der Folgezeit sicher wusste, dass es stimmte. Nun hörte sie auf zu funktionieren, verlängerte seine Aufenthaltsgenehmigung nicht mehr, bat andere, ihn vom Flughafen abzuholen, etc. Das habe sie sich aber alles nicht vornehmen müssen, sie habe einfach nicht mehr gekonnt. Zu dieser Zeit lag ihr Vater im Sterben, der kleine Sohn hatte eine Herzattacke, und sie selbst sei stark selbstmordgefährdet gewesen. Als sie ihn anrief, weil sie emotionale Unterstützung brauchte, um den Sterbeprozess ihres Vaters durchzustehen, merkte sie, dass er reagierte, als würde sie von einem »Reifenwechsel« erzählen. Sie war enttäuscht und geschockt.

Später entdeckte sie, dass es in der Beziehung zum Therapeuten große Parallelen zu ihrer Beziehung zum Vater gegeben hatte – das Funktionieren, das Organisieren, die Heimlichkeit, der Missbrauch. Der Lebenstraum des Vaters sei das Führen eines großen Gasthauses mit seinen drei Töchtern, der Frau und dem Sohn gewesen. Den Missbrauch erwähnt Ulrike, wie gesagt, erst ganz zum Schluss. Der Vater sei ein sehr autoritärer Mann gewesen, und wenn die Schwestern sich nicht gegen diesen Lebensentwurf des Vaters gewehrt hätten, hätte sie keine Chance gehabt, sich gegen ihn durchzusetzen. Ihre Familie sei eine sehr sprachlose Familie gewesen, was ja auch ihrem Verhalten in der Beziehung zum Therapeuten entsprochen habe.

In die Zeit vor dem Ende der Beziehung fielen noch zwei Begebenheiten, die Ulrike einfallen. Zum einen die Auswahl eines Lehrtherapeuten/einer Lehrtherapeutin für ihre einzeltherapeutische Erfahrung, zum anderen ihre Abschlussprüfung – beides im Rahmen der Ausbildung. Für die Einzeltherapie hatte sie sich einen Platz besorgt, der von ihm nicht gutgeheißen wurde. Im Nachhinein erfuhr sie, dass zwei Institutsmitglieder in dieser Stadt, in der sie die Lehrtherapie beginnen wollte, Freundinnen von ihm waren. Er schlug einen von ihm gewählten Lehrtherapeuten in einer anderen Stadt vor. Als sie es anfangs in dieser Therapie wagte, ihr Verhältnis zum Institutsleiter anzusprechen, erwiderte der Therapeut vertraulich, dass er ihr versichern könne, dass er aus privaten Gesprächen mit A. wisse, dass dieser alle Frauen, mit denen er sexuellen Kontakt habe, wirklich sehr schätze. Von diesem Moment an habe sie nichts mehr über die Beziehung sagen können. Sie habe auch damals schon sofort »kapiert«, dass der Lehrtherapeut nicht auf ihrer Seite gestanden habe. Dies ist ein Beispiel einer »Missbrauchstradititon« eines Ausbildungsinstituts und dafür, wie sich zwei männliche Therapeuten miteinander verbünden, um einen Missbrauch zu bemänteln (vgl. Freud und Jung oder die Therapeuten von Greta). Später hörte Ulrike, dass dieser Lehrtherapeut selbst missbräuchliche Beziehungen zu seinen Patientinnen unterhielt.

In ihrer Abschlussprüfung in Form eines Colloquiums, das von drei Prüfern – unter ihnen A. – abgehalten wurde, wollte sie gut sein, sei aber stattdessen völlig blockiert gewesen. Sie musste zwischendurch den Prüfungsraum verlassen, weil sie es nicht mehr aushielt, und sei beinahe nicht mehr zurückgekommen.

Nach Beendigung der Beziehung ging sie sporadisch zu stützenden Gesprächen zu einer Therapeutin, der sie heute noch dankbar ist, dass sie sich auf dieses Setting (sporadische Gespräche) eingelassen hatte. Zu mehr sei sie zu dieser Zeit nicht fähig gewesen. »Ich tu' was oder ich bring' mich um«, solche Gedanken entsprachen ihrem damaligen Zustand. Nach einiger Zeit begann sie eine langdauernde Therapie bei einer anderen weiblichen Therapeutin, in deren Verlauf sie erst nach 1½ Jahren über den Missbrauch berichten konnte. Durch eine in der Zwischenzeit begonnene familientherapeutische Ausbildung hatte sie zwar schon über ihre Herkunftsfamilie hinaus einen Blick auf das Geschehen und die inzestuösen Strukturen des Instituts werfen können, das Wort »Missbrauch« habe sie aber erst sehr viel später aussprechen können. Ein Gefühl der Wut sei noch viel später hochgekommen, die sei jetzt erst richtig aktuell.

Zum jetzigen Zeitpunkt ist Ulrike mit ihren Erfahrungen in Form eines offenen Briefs an die Institutsöffentlichkeit in ihrem Heimatland und Deutschland herangetreten. Der Brief habe »unsagbare« Wellen geschlagen. A. habe sich daraufhin sogar bei ihr gemeldet, und sie stellt mit einer gewissen Genugtuung fest, dass er sich noch nie so viel um sie gekümmert habe wie jetzt. Er versuche dabei, das Geschehene zu verleugnen, zu verdrehen oder Fakten zu verdrängen. Sollte es zu einem Prozess kommen, so sagt sie: »Und i' denk', da arbeit' i' jetzt einfach meine Wut ab.«

Auf die Frage, ob sie wisse, warum sie so gefährdet gewesen sei, missbraucht zu werden, antwortet Ulrike, wie oben erwähnt, dass diesem Missbrauch eine Kette traumatischer Erfahrungen vorausgegangen seien, und berichtet von den Missbrauchserfahrungen aus ihrer Kindheit.

Susanne

> »... ich müsste ja irgendwie eine Sauwut haben auf diesen Menschen, und sagen, der hat Geld von mir genommen für eine Psychotherapie und danach mit mir geschlafen – ich habe es nicht.«

Susannes Erfahrungen in einer grenzüberschreitenden Therapie liegen ca. 15 Jahre zurück. Noch während des Berichtens hat sie Bedenken, dass herauskommen könnte, wer der Therapeut ist, da sie ihn bis heute schützen möchte. Sie fühlt sich nicht missbraucht und möchte ihm nicht schaden.

Die Notwendigkeit, eine Therapie zu beginnen, entstand, als Susanne nach einem Nervenzusammenbruch zu einem Nervenarzt in Behandlung ging und »jede Menge Medikamente« verschrieben bekam. Eine Freundin empfahl ihr statt der nervenärztlichen Behandlung eine Therapie und nannte ihr die Namen von mehreren Therapeuten. Auslösend für den Anruf bei diesem Therapeuten sei die Bemerkung der Freundin gewesen, dass dies ein besonders liebevoller Mensch sei. Im ersten Vorgespräch erlebte sie ihn auch genau so: liebevoll, zugewandt und aufmerksam, was ihren großen Kontaktwünschen entgegenkam. Sie war sehr erleichtert, dass er ihre Probleme ernst nahm. Nach einigen Vorgesprächen begann sie eine psychoanalytische Therapie im Liegen mit drei Sitzungen in der Woche. Schon nach kurzer Zeit fühlte sie sich sehr unwohl mit dem Setting, es kamen ihr zu selten Rückmeldungen vom Therapeuten, sie fühlte sich nicht im Kontakt mit ihm. Sie wollte die Therapie im Sitzen weiterführen, wogegen der Therapeut nichts einzuwenden hatte. Die Einzelsitzungen wurden reduziert und durch eine dreistündige Gruppensitzung pro Woche ergänzt. Obwohl sie bis heute die sexuelle Kontaktaufnahme des Therapeuten persönlich nicht als missbräuchlich wertet, sagt sie über dieses erste Therapiejahr, in dem noch kein sexueller Kontakt begonnen hatte: »– ich habe sicherlich auch sehr viel über mich erfahren in dieser Zeit, also die Therapie ging ja über Jahre, aber auch gerade so im ersten Jahr …« Dass gerade das erste Jahr betont wird, in dem kein sexueller Übergriff erfolgt war, ist ein Hinweis darauf, dass auch für Susanne, die sich subjektiv nicht missbraucht fühlt, die Therapiezeit vor dem Missbrauch als eigentliche Therapie erlebt wurde. De facto hörte die Therapie in dem Moment auf, in dem der Therapeut den sexuellen Kontakt begann.

Für Susanne gab es keinerlei Anzeichen, dass es in der ersten Sitzung nach den Ferien zu einer sexuellen Kontaktaufnahme seinerseits kommen würde. In der Gruppe, in der auch mit Elementen aus der Körpertherapie gearbeitet wurde, habe es zwar Körperberührungen gegeben, auch Umarmungen beim Begrüßen oder Verabschieden, aber nichts eindeutig Sexuelles. Sie sei total überrascht gewesen, als er sich im Anschluss an die Sitzung zu ihr auf die Matratze setzte und es zum Geschlechtsverkehr kam. Ihre Gefühle nach Verlassen der Praxis beschreibt Susanne folgendermaßen: »… also ich weiß, als ich rausging, dass ich so ein Gefühl hatte: Das kann doch nicht wahr sein.« Ihre Gefühle damals nennt sie »etwas verwirrt«. Es sei kein intensives sexuelles Erlebnis gewesen, vorherrschend war eher das Gefühl, etwas Besonderes zu sein, nicht so eine unter anderen: »… ich hatte das Gefühl, ich habe eine hervorgehobene Position.«

Dass der Übergriff im Anschluss an eine Therapiepause, als Susanne starke Kontakt- und Nähewünsche hatte, stattfand, ist sicher kein Zufall, sondern kann als sexuelle Antwort des Therapeuten auf eine Verlassenheitssituation Susannes gedeutet werden. Die zwei Ansichten stehen bis heute unverbunden nebeneinander: Es sei ihr vom Rationalen her schon klar gewesen, was da ablief, aber bis heute habe sie es nie bewertet. Es wird deutlich, dass der symbolische Raum, den eine Therapie zur Verfügung stellen sollte, hier durchbrochen wurde und es in der Folge eher um eine ganz konkrete Auffüllung ihres defizitären Selbstwertgefühls ging. Sie beschreibt selbst, sie habe das Gefühl gehabt, sie bekomme so ein bisschen Auftrieb für ihr Selbstwertgefühl, vor allem durch die Annahme, dass sie sein Lieblingskind, seine Lieblingsschülerin gewesen sei. »Ich bin – ich gehe nicht unter in der Masse. Ich stehe auf einem kleinen Treppchen, so was.«

Es fällt auf, dass Susanne nicht berichtet, dass sie in ihn verliebt gewesen sei. Auch die Sexualität sei kein »gigantisches Erlebnis« gewesen. Sie sagt, er habe sicher geglaubt, ihr zu einer gelingenderen Sexualität verhelfen und ihren Körper stärker spüren zu können. Dagegen habe sie aus dem sexuellen Kontakt etwas ganz anderes für sich herausgezogen, viel eher ein »Stück sich zu Hause fühlen«,

Geborgenheit, einen wohlwollenden Kontakt wie zu einem guten Vater. Auch das Gelobt-Werden habe ihr gut getan. Kindliche Bedürfnisse nach Versorgt-Werden sind real befriedigt worden, es gab immer einen Kakao oder Kräutertee und einen mit Süßigkeiten gefüllten Schrank. Der sexuelle Kontakt sei nichts Unangenehmes gewesen, sie habe das Gefühl gehabt, dass sie die Sexualität durchaus habe steuern können. »Hab' *natürlich* mit ihm geschlafen, weil er das wollte, aber ich kann nicht sagen, dass ich das nicht wollte, das hat sich erst später so entwickelt, dass ich dann gemerkt habe, ich habe eigentlich keine Lust mehr.« Das war aber erst nach Beendigung der Therapie, die ca. drei bis vier Jahre dauerte.

Sie denkt aus heutiger Sicht, dass er sicher auch das Gefühl brauchte, der sexuelle Kontakt habe ihr ein größeres Maß an körperlicher Freiheit verschafft, um diesen Kontakt vor sich legitimieren zu können. Sie beschreibt hingegen, dass sie viel für ihn getan habe, indem sie freundlich, witzig, pflegeleicht, entspannt und locker im Umgang gewesen sei, und dass er durch sie nie Probleme gehabt habe und sie ihn ja auch bis heute schütze. Dieses Verhalten von Susanne in der Rollenumkehr erklärt auch das von ihr an späterer Stelle beschriebene Gefühl, dass sie glaubte, ein bisschen Macht über ihn zu haben, weil sie merkte, dass er sie gut fand, sich zu ihr hingezogen fühlte und Gelegenheiten suchte, mit ihr zusammen zu sein. Dadurch brauchte sie die eigene Abhängigkeit weniger zu spüren. Bis zum heutigen Tag kehrt sie das Abhängigkeitsverhältnis Therapeut – Patientin in der Fantasie um. Auf einer ganz subtilen Ebene nahm sie wahr, dass sie ihn sehr bestärkt und sein Selbstbewusstsein gestützt hat. Das bewusste Wahrnehmen der Bedürftigkeit des Therapeuten im Kontakt zu ihr hat Susanne wahrscheinlich davor geschützt, in größerem Ausmaß verwirrt zu sein, denn das Gefühl starken Verwirrtseins durch die Verleugnung der Bedürftigkeit des Therapeuten (die anderen Patientinnen konnten die Bedürftigkeit ihrer Therapeuten während der Therapiezeit weder spüren noch sich eingestehen) wird von ihr nicht beschrieben.

Lange Jahre hat Susanne mit niemandem darüber gesprochen, und es liegt die Vermutung nahe, dass sie nicht nur ihn schützen, sondern auch das Gefühl behalten wollte, unabhängig gewesen zu sein, die freie Wahl gehabt zu haben und sehr wichtig für ihn gewesen zu sein. Das wollte und will Susanne nicht infrage stellen. Dies wird deutlich an ihrem nach wie vor naiven Verständnis des Geschehens, das in auffälligem Gegensatz zu ihren ansonsten sehr reflektierten Beschreibungen der Beziehung steht. »... ich habe das Gefühl, ... – so ich will ihm ja nichts Böses, und er ist doch eigentlich auch nur – ein ganz einfacher, netter Mensch, oder ach, hat es ja nicht so bös' gemeint oder, er wollte mir bestimmt nicht schaden oder – so viel Entschuldigendes – hm, ich bin nicht tief verletzt, ich fühle mich nicht vergewaltigt.«

Eine erste Distanzierung zum Therapeuten trat ein, als Susanne während eines Gruppenwochenendes erlebte, dass er mit einer anderen Patientin körperlichen Kontakt hatte und sie das sehr befremdlich fand. Er hatte ihr erzählt, dass es mit ihr zum ersten Mal passiert sei, dass er zu einer Patientin während laufender Therapie sexuellen Kontakt aufnehme, und dass seine Lebensgefährtin das auch nicht wissen dürfe, da sie das nicht gutheißen würde. Bis heute kann Susanne eigentlich nicht verstehen, warum er sie hätte belügen sollen, und nimmt an, dass sie vielleicht wirklich die erste Patientin war, zu der er in der Therapie eine sexuelle Beziehung hatte. Allerdings sei es ihr nicht angenehm gewesen, realisieren zu müssen, dass er eine ähnliche Nähe nicht nur mit ihr herstellte.

Ein anderes Erlebnis in einer Gruppensitzung, in der sie unter Schwierigkeiten etwas aus ihrem Leben erzählen wollte, was ihr sehr weh getan hatte, führte schließlich dazu, dass sie das Ende der Therapie herbeiführte. Während Susanne noch sprach, legte ein anderes, jüngeres weibliches Gruppenmitglied ihren Kopf auf den Schoß des Therapeuten, der das so kommentierte, dass diese Patientin sich nehme, was sie brauche, wie Kinder, die in Nachbars Garten Kirschen sehen, darum bitten und dann auch bekommen, was sie möchten. Mit dieser Äußerung beging der Therapeut eine Wahrnehmungsverdrehung in der Hinsicht, dass er doch selbst derjenige war, der sich in »Nachbars Garten« bediente. Außerdem sind solche Äußerungen in einer Gruppe dazu angetan, die Patientinnen in Konkurrenz um den Therapeuten zu verstricken. Darauf ging die Patientin aber nicht ein, sie distanzierte sich und entwickelte den Wunsch, die Therapie zu beenden.

Obwohl sie damals innerlich sehr aufgebracht gewesen sei, habe sie davon nichts mitgeteilt, da Wut und Enttäuschung keinen Platz in der Therapie gehabt hätten – die Therapie sei auch nicht so angelegt gewesen, vielmehr sei eher bestärkend gearbeitet worden. Es ärgert sie heute, dass sie damals nicht hatte sagen können, dass sie sich in der Arbeit nicht ernstgenommen fühlte. Heute würde sie sicher sagen, dass es ihr nicht passe, aber damals sei sie allmählich aus der Therapie ausgestiegen. Der sexuelle Kontakt blieb weiterhin bestehen.

Auf die Bemerkung, dass es sein Wunsch gewesen sei, die Beziehung geheim zu halten, fällt ihr ein, dass er selbst einmal angesprochen habe, er habe Angst, das Geheimhaltungsgebot ihrer Kindheit mit ihr zu reinszenieren. Sie und Susannes Bruder sind als Kinder körperlich misshandelt worden, auch die Eltern haben sich geprügelt, und es hat ein Schweigegebot seitens der Eltern gegeben, dass nichts nach außen dringen dürfte. Aus der Erkenntnis des Therapeuten über die Wiederholung des Schweigegebots wurden von ihm jedoch keinerlei Konsequenzen gezogen, die Reinszenierung wurde nicht bearbeitet oder wenigstens zu diesem Zeitpunkt beendet. Aber in der Therapie wurde nicht nur das Schweigegebot wieder in Szene gesetzt und erneut bekräftigt, sondern auch das Verhalten Susannes, stillhalten zu wollen oder zu müssen, um den anderen in seiner sexuellen Bedürftigkeit nicht zu beschämen. An einen sexuellen Missbrauch durch den Vater hat Susanne keine Erinnerung, aber an verschiedene übergriffige Situationen mit einem Nachbarjungen und mit ihrem älteren Bruder, bei denen sie ganz still gehalten hatte mit dem Wunsch, den anderen nicht bloßzustellen.

Im Anschluss an diese Therapie hat Susanne noch zwei weitere Therapien gemacht, doch sie hat bis heute nicht das Gefühl, dass ihr das Leben leichtfällt. Sie glaubt nicht, dass diese erste Therapie ihr geschadet hat, sondern eher, dass ihr therapeutisch eben kaum zu helfen sei. Susanne trägt dem Therapeuten nichts nach, aber grundsätzlich ist sie strikt gegen jede sexuelle Kontaktaufnahme in der Therapie: »Das – für mich ist es einfach ein Tabu und muss ein Tabu sein, sonst kann die ganze Psychotherapie irgendwann einpacken.« Über sich selbst sagt sie, dass sie vielleicht naiv sei, aber sie glaube immer noch, dass sie zunächst die Einzige gewesen sei, und dass er vielleicht an ihr gemerkt habe, wie einfach das sei, und es später quasi wie ein Suchtverhalten betrieben habe. In diesem Sinn hat sie sich bis heute das Gefühl des Exklusiven bewahrt, auch wenn es nur das Besondere war, die erste Patientin gewesen zu sein, die der Therapeut sexuell missbraucht hat. Schuldig fühlt sie sich an dem Geschehen nicht, ihr ist ganz klar, dass er für die Grenzüberschreitungen verantwortlich ist, aber sie möchte ihn entschuldigen.

Später wird noch einmal gesondert auf diese Fallgeschichte eingegangen.

Kurt (der Therapeut)

> »... es ist einfach ein Stück wirklicher Faszination und auch ein Stück Attraktivität dieser Frau gewesen, die ich auch schon bei der ersten Begegnung gespürt habe.«

Der Autorin war zur Kenntnis gekommen, dass ein Therapeut im Rahmen eines Verfahrens von einer Patientin des sexuellen Missbrauchs in der Therapie bezichtigt worden war. Daraufhin setzte sie sich mit ihm in Verbindung und bat ihn, aus seiner Sicht zu berichten, wie es in der Behandlung zur sexuellen Beziehungsaufnahme gekommen sei und wie er das Geschehen rückblickend beurteile. Nach einer Bedenkzeit stimmte der Therapeut dem Vorschlag zu.

Einleitend schildert Kurt in kurzen Umrissen den Verlauf der Beziehung und die Zeit des Verfahrens, um dann auf seine Ausbildung, den Aufbau seiner Praxis und das schrittweise Hineingeraten in einen Kontakt zu seinen Patientinnen zu sprechen zu kommen, die ihn das Abstinenzgebot haben aufweichen lassen.

Die Patientin, die ihn angezeigt hatte, sei außergewöhnlich interessant, intelligent und hübsch gewesen. Sie habe sich häufig Literatur von ihm ausgeliehen, woraus sich dann Gespräche ergaben, die einen zusätzlichen Kontakt entstehen ließen, der in der Folge immer enger geworden sei. Erste Zärtlichkeiten und erotischer Kontakt seien sehr von ihr beantwortet worden. Nach Beendigung der Therapie sei die Beziehung weitergegangen, zeitweilig eine Liebesbeziehung gewesen, aber von ihm aus nicht mit der Absicht zu heiraten. Er habe dann die Beziehung abgebrochen, weil es ihm zu eng darin wurde, sie zu anspruchsvoll wurde und er sich auch nicht mehr von ihr in der Art behandeln lassen wollte, wie es sich zu der Zeit ergeben hatte. Ein freundschaftlicher Kontakt sollte noch gerettet werden, aber nachdem sie sich innerhalb von vier Monaten nach der Trennung noch zweimal zum Essen verabredet hatten, habe sie ihm mitgeteilt, dass sie wieder eine Therapie, diesmal bei einer weiblichen Therapeutin, angefangen habe, weil es ihr nicht gut ging. Das habe ihn überrascht, denn die Depressionen und die Alkoholgefährdung seien während der Zeit ihres Zusammenseins vollständig verschwunden gewesen. Es ist anzunehmen, dass Kurt deshalb überrascht war, weil er keine Vorstellung davon hatte, dass eine (sexuelle) Liebesbeziehung außerhalb der Therapiesitzungen die Wirkung der parallel stattfindenden Therapiesitzungen außer Kraft setzt. Vielleicht war auch die Annahme da, dass allein die Beziehung zu ihm heilend wirken würde. Zu jener Zeit waren ihre Symptome ja auch verschwunden. Er vermutet, dass in dieser Therapie wohl etwas in Bewegung geraten sei, sodass Anzeige gegen ihn im Berufsverband erstattet worden ist, obwohl am Anfang ihrer Beziehung in der Therapie klar gewesen sei, dass er sich ihr völlig schutzlos ausliefern würde und sie gesagt habe, okay, da könne er sich ganz auf sie verlassen. Im Erleben Kurts ist er es, in Verleugnung der asymmetrischen Machtverhältnisse, der sich ihr schutzlos ausgeliefert hat: Unverbunden steht nebeneinander, dass es sich einfach um eine Liebesbeziehung zwischen Mann und Frau gehandelt habe und andererseits um eine therapeutische Beziehung, die ja auch noch lange Zeit aufrechterhalten wurde.

Die Patientin habe sich bei Gericht von einer feministisch orientierten Rechtsanwältin vertreten lassen und nach dem für ihn vernichtenden Urteil (Schmerzensgeldzahlung und Ausschluss aus dem Berufsverband) habe Telefonterror seitens der feministischen Szene bei ihm angefangen, der ihn an den Rand seiner Existenz gebracht habe. Die Patientin hätte ihm damals auch angekündigt, dass sie ihn beruflich ruinieren wollte. Nach dem Urteil habe er die Hoffnung gehabt, dass sie Genugtuung bekommen habe, aber in den nächsten Jahren seien

Schritt für Schritt Informationen von ihr an die Krankenkassen und die kassenärztliche Vereinigung gegeben worden, sodass er nicht mehr sicher sei, ob ihre Vernichtungswut überhaupt zu stillen sei. Sie habe zwischenzeitlich die Anwältin gewechselt, und die neue kenne sich wohl besser in kassentechnischen Dingen aus. Diese letzten Jahre seien für ihn so schlimm gewesen, dass er sich entschlossen habe, noch einmal in Analyse zu einem Kollegen zu gehen, den er noch aus seiner Ausbildungszeit kannte.

Er berichtet aus der Zeit seiner Ausbildung, in der es zu den Grundsätzen gehört habe, dass private und sexuelle Beziehungen zu Patienten schwere Kunstfehler in einer Behandlung sind. Diese Einstellung habe sich aber bei ihm durch seine weiteren Fortbildungen in Gestalt- und Primärtherapie aufgeweicht, die er als sehr gute Ergänzungen zur psychoanalytischen Methode in seine Behandlungen eingebaut habe. In diesen Therapierichtungen wurden gerade in den sechziger und siebziger Jahren andere Positionen vertreten, etwa dass es die Begegnung zwischen Therapeut und Patient verkompliziere, mit der Übertragung zu arbeiten, vielmehr sei das Hier und Jetzt ausschlaggebend. Jede Form von Beziehung könne auf diesem konzeptuellen Hintergrund für die therapeutische Entwicklung wichtig sein, wenn sie durchgearbeitet werde. Im Laufe der Jahre habe er dann ein sehr effektives Konzept für frühe Störungen entwickelt, eine Mischung von Psychoanalyse und Primärtherapie, eine Kombination von Einzel- und Gruppensettings und Intensivkursen. Er habe sich sukzessiv einen Namen in der Stadt gemacht und einen großen Patientenzustrom bekommen. Bei seiner Art Therapie arbeite man stärker mit Körperkontakt in intensiven affektiven Situationen. Während der Therapiezeit, an Wochenenden und in Workshops sei er durch das dichte Setting auch in den Pausen und der Freizeit stärker mit den Patienten eingebunden gewesen, was die strikte Trennung zwischen therapeutischer und persönlicher Beziehung aufgeweicht habe. Das sei aber für ihn erst gefährlich geworden, als die Beziehung mit seiner Lebensgefährtin zu Ende ging. Mit Gefährlich-Werden kann Kurt aber nicht die Aufnahme sexueller Beziehungen an sich gemeint haben, da diese ja, wie oben von ihm im Therapiekonzept beschrieben, sanktioniert waren, sondern das Einlassen auf eine *Beziehung* mit sexuellem Kontakt.

Im Nachhinein könne er sehen, dass er zu dieser Zeit seine sozialen Kontakte vernachlässigt habe, dass er ansprechbar gewesen sei und »einfach auch Beziehungsbedürfnisse« gehabt habe, die nicht gesättigt gewesen seien, da sein privater Bereich immer dünner wurde. Er habe aber auch nicht die Zeit und Kraft gehabt, sich auf Partnersuche zu begeben.

Im Folgenden versucht Kurt eine Erklärung dafür zu finden, warum es gerade diese Patientin war, mit der er dann auch eine gelebte Beziehung, die auch Sexualität einschloss, eingegangen ist. Dabei nimmt er einen Außenstandpunkt ein und versucht, das Geschehen von einer theoretischen Warte aus zu begreifen. Es sei, wie er es in seiner Analyse verstanden habe, eine narzisstische Kollusion gewesen. Er habe sehr wohl eine gefährliche Aggression bei ihr gespürt, aber nicht geahnt, dass eine solche Vernichtungswut vorhanden gewesen sei. Die hätte er in der Therapie angehen müssen, stattdessen sei er umworben worden und vielleicht gleichsam aus Angst vor der abgründigen Aggressivität darauf eingegangen. Es wird deutlich, dass er den Hauptanteil am Zustandekommen der Grenzüberschreitung durch die diagnostische Wortwahl in die Patientin verlegt. Auf die Frage, ob die Sexualität vielleicht die Aggression bannen sollte, antwortet er: »Ja, ja, zunächst war es ja nicht Sexualität, sondern es war ein Den-Therapeuten-für-sich-Interessieren, Den-Therapeuten-für-sich-Gewinnen und Mein-Interesse-Wecken.« Er gibt zu, dass es ihm vielleicht auch ein klein wenig geschmeichelt habe, dass so eine Frau so unverhohlen sein Interesse zu finden versuchte und an einer Beziehung mit ihm interessiert war. Er sei sicher, es sei auch bei ihr so gewesen, dass sie sich geschmeichelt gefühlt habe, vom Therapeuten so begehrt zu werden.

Nach einer Phase großer Faszination seinerseits, in der der Kontakt von ihm idealisierend als schön und befriedigend erlebt worden ist und auch so geschildert wird, habe er sich zunehmend überfordert gefühlt. Ihr Kontakt- und Redebedürfnis sei kaum mehr zu stillen gewesen, wenn er nach einem anstrengenden Arbeitstag eigentlich Entspannung suchte. Er sei nicht mehr in der Lage gewesen mitzuhalten, habe das Gefühl gehabt, dass er am Ende »physisch und psychisch überfordert« war. Es sei dann zu einer heftigen Auseinandersetzung gekommen, bei der er ihr klargemacht habe, dass er nicht der Mann für sie sei, der ihr jetzt alles ersetzen könne, was ihr inzwischen von ihr geschiedener Mann für sie bedeutet habe. Er sei in einer anderen Lebensphase, einem anderen Lebensalter, habe andere Bedürfnisse, und deshalb habe er die Beziehung dann beendet.

Kurt stimmt sehr dezidiert zu, dass nach den Erfahrungen, die er durchgemacht habe, das Abstinenzgebot nicht nur einen Schutzraum für die Klienten bedeute, sondern auch für die Therapeuten. An späterer Stelle geht er noch einmal auf das Abstinenzgebot ein: Er habe in seinem beruflichen Leben öfter einmal gedacht, dass er das Abstinenzgebot zwar zur Kenntnis nehme, aber dass es doch eher schöne Theorie sei. Warum er sich aus diesem Schutzraum begeben habe, sei zum einen ideologisch begründet gewesen, zum anderen ganz speziell bei dieser Patientin ein Stück wirklicher Faszination und Attraktivität, die von dieser Frau ausgegangen seien. Jetzt könne er sagen, dass er das schon bei der ersten Begegnung mit dieser Patientin gespürt habe, wie sehr ihr ganzes Wesen ihn angesprochen habe. Da habe er aber die gegenseitige Verführung nicht als Warnsignal begriffen, sondern als schöne und interessante Herausforderung – vor allem im Vergleich mit vielen anderen eher langweiligen oder mühsamen Therapien. Heute wisse er, dass er über einen langen Zeitraum arbeitssüchtig war, und könne sich eingestehen, dass dies bei ihm ein Stück narzisstischer Thematik geworden sei, weil er im therapeutischen Feld zu einem wichtigen Mann geworden, aber im Privatleben zu gleicher Zeit mit Kränkungen konfrontiert gewesen war.

Es wird an mehreren Stellen deutlich, dass Kurt eine Spaltung zwischen Denken und Gefühl vornimmt. Einerseits kann er die eigene narzisstische Thematik begreifen, benennen und theoretisch einordnen, andererseits gelingt es ihm nicht, sich gefühlsmäßig darauf einzulassen, was seine mangelnde Abgrenzung und Ausnutzung der therapeutischen Situation für seine narzisstischen und sexuellen Bedürfnisse bei der Patientin angerichtet haben. Reue als Gefühlsqualität wird zum Beispiel nicht von ihm gespürt und benannt. Die »narzisstische Kollusion«, die von Kurt beschrieben wird, geht im Gefühlsbereich nicht mit Verantwortungsübernahme einher, sondern scheint eher der Rechtfertigung zu dienen.

Er ist sehr verletzt, dass von der »persönlichen« Beziehung während des Gerichtsverfahrens nichts mehr übrig geblieben, dass von der Patientin alles negiert worden und eine totale Abwertung erfolgt sei. Er sei sich wie ein Monster vorgekommen, wie der letzte Verführer, der Frauen missbrauche und misshandele. Das sei bis heute das Schlimmste, dass er von einem geachteten Kollegen zu jemandem geworden sei, den man – auf jeden Fall in der jüngeren Kollegengeneration – verachte, über den man den Kopf schüttele. Dieser Absturz sei für ihn kaum zu verkraften.

Die Fallgeschichten im Vergleich

Bei einem Vergleich der Fallgeschichten fällt auf, dass sich die Dynamik und Genese der Geschichte einer missbräuchlichen Therapie unter entsprechenden Themenfeldern in einen zeitlichen Rahmen einordnen lassen. Die Analyse der Fallgeschichten wurde anhand eines Freierschemas vorgenommen: Das *Einlassen* auf einen missbräuchlichen Kontakt steht am Anfang, im weiteren Verlauf folgt das *Aufrechterhalten der Missbrauchsphase*, mögliche *Wendepunkte* im Erleben entstehen und letztlich die *Ablösung* vom Geschehen mit den entsprechenden Gefühlen und Gedanken im Wandel. Dabei konnten Gemeinsamkeiten und immer wiederkehrende Phänomene beobachtet werden, die im Folgenden dargestellt werden sollen.

Einlassen

Das Vorhandensein des einen oder anderen Phänomens unter dem Themenfeld *Einlassen* auf das Missbrauchsgeschehen, zu denen »Die Einzige sein«, »Starke Kontaktwünsche«, »Naivität« und »Sexueller Missbrauch in der Kindheit« gehören, ist nicht als ursächlich dafür zu verstehen, als Patientin Gefahr zu laufen, in Therapien missbraucht zu werden. Wie unter der Beschreibung der einzelnen Themen und speziell unter »Naivität« ausgeführt, heißt das keinesfalls, dass die Patientin in ihrem interaktionellen Anteil für das Geschehen verantwortlich gemacht werden kann. Der Anteil muss aber benannt werden können, wenn er existiert, ohne dass dadurch eine Schuldzuweisung gemeint sein kann.

Die Einzige, besonders sein, sich geschmeichelt fühlen

Diesem Phänomen kommt ein ganz zentraler Stellenwert zu. In der Mehrzahl beschreiben die Patientinnen, wie sie sich geschmeichelt oder ganz besonders vom Therapeuten wahrgenommen fühlten. In der psychoanalytischen Literatur ist dieses Phänomen als narzisstisches Geschehen (vgl. Hirsch, 1993; Reimer, 1990) bezeichnet worden.

In Ingrids Fallgeschichte fällt zum Beispiel an mehreren Stellen auf, dass sie berichtet, wie sie sich durch die Angebote des Therapeuten geschmeichelt fühlte. Sie fühlte sich durch die einvernehmliche, vertrauliche Atmosphäre in den Vorgesprächen angezogen. Sie hoffte, dass er den Vorschlag mit dem Nacktbaden nicht zurücknimmt. Seine Bemerkung, dass er einen solchen Therapievorschlag (Nacktbaden und Sexualität mit ihm »üben«) nicht jeder Patientin anbiete und er sie attraktiv fände, fand Anklang. Das Wort »Schmeicheln« wird mehrmals von ihr benutzt. Es gab einen sogenannten »inneren Kreis« von Studentinnen und Patientinnen, von denen sich der Therapeut mit Küsschen verabschiedete; sie nimmt an, dass auch sie zeitweilig dazugehörte. Ebenso scheint die Tatsache, einen engeren Kontakt zu einem Professor, das heißt einem Mann in herausgehobener Stellung, gehabt zu haben, ihr Selbstwertgefühl gestärkt zu haben. Ingrid zieht selbst ein Resümee ihrer Beweggründe, sich auf den Missbrauch eingelassen zu haben, der das Phänomen treffend erläutert:

> »Ja, ich denke, so ganz klar war dieses Schmeicheln, ich habe mich wertlos gefühlt, eher als graue Maus, und dann kommt mir jemand und sagt: Ich bin attraktiv. Und das ist auch nicht von Hinz und Kunz, sondern ein Professor, also ich weiß, dass ich stolz irgendwie war, als ich mit dem zum ersten Gespräch durchs Unigelände gegangen bin. So ganz viele Leute grüßten ihn und ich so irgendwie stolz neben ihm her, also man kennt ihn wie den Herrn von der Hamburg-Mannheimer, ... ich kenne ihn jetzt auch und gehe jetzt neben ihm, nicht ihr also.«

Ingrid beschreibt hier, wie sie sich durch die Verbindung mit dem als bedeutend erlebten Mann selbst ein Stück erhöht fühlte. Dadurch setzte sie sich von den anderen ab, die ihn grüßten, da sie es war, die neben ihm ging, und nicht die anderen.

Rutter (1991) stellt in seinem Buch *Verbotene Nähe* unter der Kapitelüberschrift »Das Bedürfnis, sich als etwas Besonderes zu empfinden« zwei missbrauchte Patientinnen vor, die beide die Hoffnung hatten, dass gerade der einflussreiche Mann und die exklusive Beziehung zu ihm sie, als Frauen, heilen könne. Rutter bemerkt weiter, dass für manche Frauen die äußerste Erfahrung der Besonderheit in der sexuellen Verbindung mit einem einflussreichen Mann liegen kann (S. 147).

Zur inhaltlichen Erläuterung des Sich-als-etwas-Besonderes-Fühlen soll der von Freud eingeführte und in der modernen Psychoanalyse besonders von Kohut und Kernberg weiterentwickelte Begriff des Narzissmus, wie er in der Psychoanalyse verwandt wird, herangezogen werden. Das Schlagwort »narzisstisch« als Beschreibung der Seins- und Verhaltensweise eines Menschen ist allerdings inzwischen wie viele andere psychoanalytische Fachausdrücke (z. B. Übertragung, Ambivalenz etc.) in die Umgangssprache eingegangen.

In einem kleinen *Exkurs* soll die Entstehungsgeschichte des Begriffs und des dahinterstehenden Mythos geschildert werden, da die bildhafte Sprache des Mythos ein narzisstisches Geschehen vor Augen führt, das die selbstbespiegelnde Liebe zum Thema hat.

Freud hat den Begriff Narzissmus dem griechischen Mythos über den Jüngling Narcissus entlehnt. Ovid beschreibt in seinen *Metamorphosen* die Geschichte dieses Jünglings. Überhaupt ist dieses »Weltgedicht« Ovids eine Fundgrube der Verstrickungen und Wandlungen menschlicher und göttlicher Liebe und Liebesbeziehungen. Die Stammbäume der Fortpflanzung, die hier beschrieben werden, ranken sich immer wieder auch um die Themen Gewalt und Inzest. Später werden die *Metamorphosen* auch zur Beschreibung des als »Pygmalion« bezeichneten Phänomens noch einmal bemüht.

Exkurs: Narzissmus und Narcissus

Narcissus ist in der von Ovid beschriebenen Version des Mythos ein Sohn der Wassernymphe Liriope, die von dem Flussgott Cephisus vergewaltigt wurde. Dass er das Kind einer Vergewaltigung ist, ist sicher von Bedeutung für die psychische Entwicklung und Charakterbildung des Helden, und es kann Jacoby (1985, S. 26) nicht zugestimmt werden, der die Vergewaltigung verharmlosend als aus einem dringenden, übermächtigen Bedürfnis, dem Lebensflusse entspringend (gemeint ist der Flussgott Cephisus), bezeichnet. In Ovids Text (S. 88) heißt es: »... die Wassernymphe Liriope, die im Gewirr seiner Schlingen Cephisus einstmals gefangen, und der er Gewalt getan, als seine Wellen rings sie umschlossen. Ein Kind, das man damals schon hätte lieben können, gebar aus schwangerem Schoß die herrliche Nymphe.«

Narziss war schön von Gestalt und Antlitz und wurde von vielen Verehrern und Verehrerinnen begehrt, die er aber alle verschmähte, bis, den

Worten Ovids zufolge, ein von ihm Verachteter die Hände zum Äther erhob und verlangte: »So mög' lieben er selbst und so, was er liebt, nicht erlangen!« (S. 90)

Eine vergeltende Gottheit erhörte dieses Gebet und verdammte Narziss dazu, sich in sein eigenes Spiegelbild, das er im Wasser erblickte, zu verlieben:

»Und er bewundert alles, worum er selbst zu bewundern. Arglos begehrt er sich selbst, erregt und findet Gefallen, wird verlangend verlangt, entbrennt zugleich und entzündet. Küsse gab er wie oft! Vergebens der trügenden Quelle, tauchte die Arme, wie oft! Den erschauten Hals zu umschlingen, mitten hinein in die Flut und kann sich in dieser nicht greifen, weiß nicht, was er da schaut, doch was er schaut, daran brennt er« (S. 91).

Sich seinem Spiegelbild nähernd, stürzt er sich in den Tod und ist selbst in der Unterwelt noch verdammt, sich im Wasser des Styx zu schauen. Aus der Stelle, an der er sich ins Wasser stürzte, wächst eine Blume, die seinen Namen tragen wird. Interessant ist auch, dass diese Art Selbstmord in das mütterliche Element erfolgt, da doch die Mutter eine Wassernymphe war. Eine Verbindung mit diesem Element bringt Narziss den Tod.

Bezeichnenderweise war eine seiner Verehrerinnen die Nymphe Echo, die nur fähig war wiederzugeben, was andere sagten. Als Narziss heranwuchs, fragte seine Mutter Liriope den Seher Tiresias, ob ihr Sohn ein hohes Alter erreichen werde. Dieser gibt zur Antwort: »Wird er selbst sich nicht schauen.« Edwards (1977, zitiert nach Bergmann, 1994, S. 93) bemerkt, dass Ovid hier ironischerweise eine Umkehr des klassischen griechischen Leitsatzes vom Tempel zu Delphi – »Erkenne dich selbst« – umgekehrt hat in »si se non noverit«.

Die mangelnde Fähigkeit, zwischen sich und dem anderen unterscheiden und zu ihm in Beziehung treten zu können, ist die Grundlage sowohl des Begriffs als auch des Konzepts des Narzissmus in der Psychoanalyse. Pulver (1972) gibt in dem Aufsatz: »Narzissmus: Begriff und metapsychologische Konzeption« einen Überblick. In der umfangreichen psychoanalytischen Literatur herrscht über zwei Tatsachen Einigkeit: Zum einen gehört das Konzept des Narzissmus zu den wichtigsten Erkenntnissen der Psychoanalyse, zum anderen ist es sehr uneinheitlich und verwirrend. Ursprünglich konzipierte Freud Narzissmus als libidinöse Besetzung des Selbst. Seitdem wird der Begriff Narzissmus wie folgt verwandt:

1. klinisch, um eine sexuelle Perversion zu definieren;
2. genetisch, um ein Entwicklungsstadium zu bezeichnen;

3. unter dem Gesichtspunkt der Objektbeziehungen, um zwei verschiedene Erscheinungen zu bezeichnen:
   a) einen Typus der Objektwahl und
   b) einen Modus, mit der Umwelt in Beziehung zu treten;
4. um verschiedene Aspekte des Selbstwertgefühls im Ich zu bezeichnen.

Die Klammer für die unterschiedlichen Verwendungen war das Triebkonzept, das heißt, es ging auf die eine oder andere Weise um jene Libidoverfassung (sexuelle Energie), bei der das Selbst zum Objekt genommen wird. Die Kritik am Freud'schen Triebkonzept führte auch zu einer Kritik am Konzept des Narzissmus.

Die heutige Definition im Sachwörterbuch der American Psychoanalytic Association lautet: »Narzissmus: eine Konzentration seelischen Interesses auf sich selbst« (Pulver, S. 53). Entsprechend dieser weitgefassten Definition ist das ursprüngliche triebtheoretische Konzept des Narzissmus als libidinöse Besetzung des Selbst nur noch ein Ausschnitt. Narzissmus kann nun mit Selbstwertgefühl synonym verwendet werden. Es erfolgte eine Unterscheidung zwischen »gesundem« und »krankhaftem« Narzissmus. Unter gesundem Narzissmus wird ein hohes Selbstwertgefühl, basierend auf der Verbindung von Selbstrepräsentanzen mit vorwiegend lustvollen Affekten, verstanden. Krankhafter Narzissmus bezeichnet eine Selbstbezogenheit mit scheinbar hohem Selbstgefühl, das der Abwehr darunterliegender Verbindungen mit unlustvollen Affekten dient.

Der krankhafte Narzissmus, der somit auch als defizitäres Selbstwertgefühl oder narzisstisches Defizit umschrieben werden kann, kommt im Mythos dadurch zum Ausdruck, dass Narziss nicht in der Lage ist, liebende Beziehungen zu anderen Menschen einzugehen, sondern nur sich selbst liebt. Diese Selbstliebe bringt ihm aber den Tod. In den vorliegenden Fallgeschichten sind es die Therapeuten, die ihre Patientinnen in narzisstisch bezogener Weise lieben und versuchen, ihr Defizit dadurch aufzufüllen, dass sie sich von Abhängigen lieben und bewundern lassen, denen sie überlegen scheinen.

Die spezifisch weibliche Variante eines defizitären Narzissmus, von Wardetzki (1994) auch als »Hunger nach Anerkennung« beschrieben, klingt in den Äußerungen der Patientinnen an. Inwieweit das hier zum Ausdruck kommende mindere Selbstwertgefühl, das durch die Verbindung zu einem bedeutenden Mann aufgefüllt werden soll, vielleicht sogar mit den Mitteln sexueller Kontaktaufnahme, ein Spezifikum der Psychotherapiepatientinnen ist oder inwieweit es der tradierten weiblichen Rolle überhaupt entspricht, wird im Kapitel »Geschlechterrollen und ihre Relevanz für Missbrauchstherapien« diskutiert.

Viele der Patientinnen haben eindrücklich beschrieben, wie sie schon bei den ersten übergriffigen Situationen in einen Gefühlszustand geraten sind, bei dem sie sich als jemand ganz Besonderes wahrgenommen und sich durch die besondere Art von Aufmerksamkeit, die ihnen im sexualisierten oder sexuellen Kontakt zum Therapeuten zuteil wurde, geschmeichelt gefühlt haben. Denjenigen Patientinnen, die sich bei den übergriffigen Situationen nicht als etwas Besonderes gefühlt haben, kommt in diesem Zusammenhang ein diagnostisches Unterscheidungsmerkmal zu, da es die Therapiesituationen betrifft, in denen es nicht zu einem manifesten beidseitigen sexuellen Geschehen kam. Die Patientinnen standen nicht in einer Liebesabhängigkeit. Es sind dies Else, Lara, Herta und Lisa. Es sind die Patientinnen, bei denen in der Einzelfallbeschreibung vermutet wurde, dass die Therapeuten die Möglichkeit eines sexuellen Kontakts angetestet haben, aber nicht zum Zuge kommen konnten. Auf den Zustand der Verwirrung soll weiter unten eingegangen werden.

Starke Kontaktwünsche

Hier wurden alle Hinweise der Patientinnen zusammengefasst, die auf starke Nähewünsche und ein besonderes Kontaktbedürfnis schließen ließen. Da eine Therapie in der Regel begonnen wird, wenn ein Leidensdruck vorhanden ist, und dieser in der Regel wiederum eine Hilfsbedürftigkeit und damit einhergehend gewisse Nähewünsche einschließt, wären die starken Kontaktwünsche noch kein spezifisches Kriterium. Diese Wünsche würden mit dem weiter unten beschriebenen Bedürfnis nach Halt und Schutz in einer Therapie einhergehen.

Es sollen hier nur solche Hinweise berücksichtigt werden, die auf ein *besonders starkes* Kontaktbedürfnis schließen lassen, verbunden mit dem starken Wunsch auch der Patientin, den symbolischen Raum einer therapeutischen Situation zu durchbrechen und zum Beispiel real genährt zu werden, wie es im Interview mit Susanne deutlich wird: »… ich wurde versorgt mit einem Kakao, oder mit warmem Kräutertee, mit Süßigkeiten, der Kühlschrank war immer voller Süßigkeiten …«

In sieben der hier beschriebenen Fälle spielten starke Kontaktwünsche der Frauen eine Rolle, die dazu führten, dass sie sich auf einen Missbrauch einließen. Wie bereits erwähnt, bedeutet ein derartiger Anteil am Geschehen keinesfalls, dass einer Patientin eine Mitschuld oder Verantwortung am Missbrauch gegeben werden soll. Die Verantwortung für das Geschehen liegt allein beim Therapeuten. Es ergeben sich aber Hinweise darauf, dass diesen Patientinnen eine rein verbale Therapie zu wenig Nähe und Zuwendung brachte. Susanne war das anfängliche klassische analytische Setting auf der Couch zu distanziert. Sie stand auf und setzte die Therapie im Sitzen von Angesicht zu Angesicht fort. Sie begründet es so: »Und ich das nicht gut ausgehalten habe – … und das, was ich eigentlich so für mich brauchte, das was auch im ersten Gespräch so war, so diese Zuwendung und Rückmeldung und Reaktion auf das, was ich sage, das war mir zu wenig … Und dann so schätzungsweise nach wenigen Wochen habe ich ihm – [sie lacht] – den legendären Satz gesagt: Das Menschlichste an Ihnen ist Ihr automatischer Anrufbeantworter, weil der gibt einem die Illusion der Erreichbarkeit.«

Die starken Kontaktwünsche haben durchaus dazu beigetragen, dass eine Grenzüberschreitung möglich wurde. Sie sind allerdings nicht so zentral wie die Phänomene »Die Einzige sein«, »Naivität« und »Sexueller Missbrauch in der Kindheit«, wie es im Folgenden noch aufgezeigt werden soll.

Naivität

Obwohl es ein Wagnis zu sein scheint, weibliche Naivität als einen möglichen Grund anzuführen, sich auf einen Missbrauch einzulassen oder diesen im Vorfeld gar nicht zu erkennen, soll Naivität in Betracht gezogen werden, nicht zuletzt deshalb, weil einige Patientinnen diesen Begriff selbst wählten und somit dem Phänomen in diesem Kontext durchaus Bedeutung verliehen.

Unter »Naivität« soll in den vorliegenden Fällen eine spezifische Form von weiblicher Naivität verstanden werden, wie sie im alltäglichen Leben als Erscheinungsbild häufig vorkommt. Eine derart naive Frau erliegt ohne Arg den Verführungskünsten eines Mannes oder unterstellt ihm doch mindestens keine böse Absicht in seinen Annäherungsversuchen.

Im Brockhaus (1991) findet sich unter dem Stichwort »naiv« folgende Auskunft: »(frz., von lat. nativus ›durch Geburt entstanden‹, ›angeboren‹, ›natürlich‹), unbefangen, kindlich, arglos«. Versteht man das Kindlich-Arglose umfassender als eine gewisse Sicht der Welt, so kann man davon ausgehen, dass ein naiver Mensch anderen Menschen nichts Schlechtes unterstellen wird. Insofern darf Naivität keinesfalls mit Dummheit verwechselt werden.

Wenn der Begriff naiv hier verwandt wird, dann zum einen, weil die Patientinnen ihn teilweise, wie oben ausgeführt, selbst benutzt haben, zum anderen, weil sie einem höchst destruktiven Geschehen mit einer kindlich-blinden, unrealistischen, eben »naiven« Haltung gegenübergetreten sind (vgl. z. B. Ingrid).

Damit soll wiederum keineswegs unterstellt werden, dass eine Patientin ihrer naiven Haltung wegen für eventuelle Folgen des Missbrauchs in Therapien mitverantwortlich ist, wie im »Zwischenbericht« (Fischer et al., 1994, S. 7) befürchtet wird. Die Befürchtungen lauten dahingehend, dass mit der Bezeichnung »naiv« die Opfer die Schuld zugeschoben bekämen. Es wird der Vergleich mit der Studie von Ryan gezogen, der die »Blaming the victim theory« (1971) entwickelt hat.

Chesler (1972/1989) wies schon darauf hin, dass den missbrauchten Frauen Naivität zu unterstellen nicht bedeuten soll, dass sie selbst schuld sind. Die Autorin sagt, dass Opfer uns zwar unbehaglich fühlen lassen und Menschen sehr schnell geneigt sind, Mitleid in Ärger zu verwandeln und den Opfern Schuld am Geschehen zu geben. Vor allem naiven Frauen würde häufig unterstellt, dass sie dumm genug waren, sich verführen zu lassen. Dennoch kommt sie nicht umhin festzustellen, dass alle elf von ihr befragten Frauen naiv waren, macht ihnen aber keineswegs einen Vorwurf daraus: »Yes, these women like most women *are* tremendously ›naive‹: their naiveté proclaims their ›helplessness‹, which alone may earn them a Benefactor, a Savior, a Father« (S. 148).

Schaut man sich das Vorkommen von »Naivität« in den Fallgeschichten an, so fällt an den entsprechenden Stellen auf, dass manchmal wider besseres Wissen eine Unschuldsannahme aufseiten der Patientinnen den männlichen Therapeuten gegenüber gemacht wird.

Entweder entspringt diese Unschuldsannahme geringen Vorerfahrungen in der (sexuellen) Begegnung mit Männern überhaupt oder es liegt der dringende Wunsch vor anzunehmen, dass »nicht sein kann, was nicht sein darf«. Herta sagt über ihre Erfahrungen mit Beziehungen zu Männern: »Ja, meine Schwestern haben mir nachher auch gesagt, hör' mal, du spinnst doch, du musst doch wissen, dass das nicht ok ist. Aber ich habe außer zu meinem Mann keinen anderen sexuellen Kontakt zu Männern gehabt. Den habe ich mit 19 kennengelernt …« Obwohl Herta zu den Patientinnen zählt, die sich nicht auf eine Beziehung einließen, hat ihre Naivität mit dazu geführt, dass ihr über einen längeren Zeitraum nicht klar war, was für eine Art Kontaktaufnahme seitens des Therapeuten stattfand. Und weiter spricht sie auch davon, dass es nicht nur mangelnde Vorerfahrung mit Männern war, sondern eine Art Gutgläubigkeit, derentwegen sie sich gar nicht vorstellen kann, was dieser Mann von so einer Art Kontaktaufnahme haben kann: »Ja, ich kann das irgendwie nicht glauben, weil was hat er davon gehabt, dass er sowas macht?« Ähnlich ging es Greta, die es so formuliert: »Ich kannte sowieso nichts, ich hatte mit 20 schon geheiratet, ich habe meinen Mann mit 15 kennengelernt, mit 20 geheiratet, und ich hatte nie bis zu diesem Gynäkologen einen anderen Mann. Ich war total unbedarft und völlig unerfahren …«

Bei Ingrid scheint es vor allem die »naive« Hoffnung gewesen zu sein, dass das Versprechen des Professor-Therapeuten ernst gemeint war, ihr mit seinen ungewöhnlichen Methoden uneigennützig helfen zu wollen. Diese Hoffnung kann Ingrid bis heute kaum aufgeben (vgl. auch den Mechanismus des »Doppeldenk«). Sie fand die Nacktbadeseminare spannend, von denen ihr eine Freundin schon erzählt hatte, bevor sie um eine Therapie bei ihm ersuchte. Sollte ihr die Behandlung nicht helfen und auch nicht gut tun, wie es sich dann herausstellte, so konnte es nur an ihr liegen. (Diese Wendung gegen sich selbst wird unter »Autoritätskomplex« abgehandelt werden.)

Des Weiteren sind auch jene Äußerungen als Ausdruck von »Naivität« zu verstehen, in denen die Patientinnen konstatieren, dass sie in ihrem Leben wenig Vorerfahrungen mit Männern hatten und sich deshalb ahnungslos fühlten. Greta sagt: »Aber da ich ja absolut unbeleckt und naiv mit meinen 31 Jahren damals war, ich kannte nur meinen Vater und meinen Mann und meinen Bruder, und das waren eben alles anständige Leute, ich war wirklich auch aufgrund dieser Unerfahrenheit damals ein unheimlich leichtes Opfer für den.« An anderer Stelle führt sie an: »Der musste ja jemanden haben, der nicht skeptisch ist, sondern der sich wirklich auch auf ihn einlässt. So Frauen, die so ganz anders gestrickt sind als ich, die sind ja an einem viel früheren Punkt – wäre ich ja heute auch – wachsam und denken ja an einem viel früheren Punkt: Hier musst Du aufpassen bei dem.« In sieben der oben beschriebenen Fälle ist dieses Element der Naivität deutlich geworden.

Die unrealistische Hoffnung, gerade bei einem »Täter« in Sicherheit zu sein, ist Thema einiger Märchen, wie in einer Version des »Ritter Blaubart« (Estés, 1993) oder dem illustrierten und neu aufgelegten Kunstmärchen von Beatrix Potter (1908/1987) »The Tale of Jemima Puddle-Duck«. Im »Ritter Blaubart« lässt sich die jüngste von drei Schwestern verführen, obwohl der merkwürdig blaue Farbton seines Bartes allen Schwestern Angst einflößt. Sie denkt: »Also, wenn ein Mann so aufmerksam, so amüsant und charmant sein kann, dann ist er nicht von Grund auf schlecht – oder?« (Estés, 1993, S. 45) Die Nähe zu »Die Einzige sein« wird an dieser Stelle ebenfalls deutlich, etwa in dem Wunsch: Mit mir wird er wohl anders umgehen, auch wenn er andere Frauen schon verletzt haben sollte. Damit liefert sie sich ihm hilflos aus und kommt mit allergrößter Mühe in der Beziehung zu ihm mit dem Leben davon.

Wegen seines Symbolgehalts zum Thema Missbrauch in Therapien und der großen Nähe zu dem, was mit dem Begriff »Naivität« beschrieben wird, soll die Geschichte von Jemima Puddle-Duck hier ausführlicher vorgestellt werden.

Die Ente Jemima Puddle-Duck wohnt auf einem Bauernhof, trägt Häubchen und Schürzchen und sieht äußerst adrett aus. Sie entwickelt den starken Wunsch, ihre Eier nicht mehr der Bäuerin geben zu müssen, sondern sie zu behalten und auszubrüten. Deshalb versteckt sie die Eier, die aber jedes Mal gefunden und ihr weggenommen werden. Auf einem Spaziergang begegnet sie dem Fuchs, einem Gentleman, der gerade die Zeitung liest. Er schaut erstaunt und neugierig auf und fragt: »Madam, have you lost your way?« (Potter, 1908/1987, S. 25) Jemima fand ihn »mighty civil and handsome«. Sie erklärt ihm, dass sie einen Platz für ihr Nest suche. In der nun folgenden Unterhaltung bietet er ihr sein Haus an, wo sie nach und nach ihre Eier legen könne, um sie dann dort auszubrüten. Sie nimmt sein Angebot an. Aber nun passieren Dinge, die sie eigentlich hätten stutzig machen müssen. In seiner heruntergekommenen Scheune befinden sich zum Beispiel Berge von gerupften Federn; sie wundert sich wohl darüber, findet es aber angenehm, dort ihr Nest bauen zu können. (Dieser Mechanismus, etwas wahrzunehmen und doch nicht wahrzunehmen, wird weiter unten unter »Doppeldenk« beschrieben.) Selbst als der Fuchs für den Abend, bevor sie sich zum Brüten niederlassen will, ein kleines Fest vorschlägt und sie bittet, für ein Omelette Kräuter und Gewürze mitzubringen, sich aber verspricht und »für die Füllung« sagt, ahnt sie nicht, dass sie selbst gebraten werden soll. »Jemima Puddle-Duck was a simpleton: not even the mention of sage and onions made her suspicious« (ebd., S. 41). Das englische Wort »simpleton« lässt sich wohl am besten mit »Einfaltspinsel« übersetzen.

Als Jemima schließlich zum Essen kommt, ist der Fuchs erstaunlich kurz angebunden, ganz im Gegensatz zu seiner sonst überaus höflichen, zugewandten und bestätigenden Art. Kurz bevor das Drama seinen Lauf nehmen soll, erscheint der Hund des Bauernhofs und rettet sie.

Man kann sagen, dass die Naivität der Ente oder ihr Nicht-wahrhaben-Wollen des Gesehenen dem dringenden Wunsch entsprang, der Wirklichkeit zu entkommen, die ihr nicht erlaubte, ihre Eier für sich zu behalten. Sie gestattete es aber auch sich selbst nicht, da das Einlassen auf diesen Gentleman auch ihre Zweifel ausdrückt, ob sie ein Recht habe, etwas für sich zu fordern. Sie konnte nicht erkennen, dass sein Angebot nur vorspiegelte, ihr etwas zu geben, während er ihr eigentlich das Leben nehmen wollte.

Diese Dynamik entspricht so ganz der Situation vieler Patientinnen, die sich in eine Therapie begeben und aus der Situation heraus nicht entscheiden können, ob die Angebote sozusagen zu ihrem Besten sind oder vielmehr zum Besten des Anderen. Auch aus dem deutschen Märchen »Der Wolf und die sieben Geißlein« ist ein solcher Gentleman bekannt als jemand, der Kreide frisst, um seine Stimme weich zu machen, seine wahren Absichten also zu verschleiern.

Sexueller Missbrauch oder sexualisierte Familienatmosphäre in der Kindheit

Die These, dass Frauen, die in ihrer Kindheit sexuellen Missbrauch erlitten haben, besonders gefährdet sind, in einer Therapie erneut missbraucht zu werden, findet sich in der Literatur häufig (Wirtz, 1989; Rutter, 1991; Pope & Bouhoutsos, 1992; Herman, 1994) und wird von den Ergebnissen des Forschungsberichts (Fischer et al., 1995) gestützt. Aber nicht nur ein manifester sexueller Missbrauch in der Kindheit erscheint bedeutungsvoll für die Gefährdung einer Patientin, sich in einen Missbrauch in der Therapie verwickeln zu lassen, sondern auch eine sexualisierte Familienatmosphäre, die Hirsch (1994) als »latenten Inzest« beschrieben hat. Else drückt es folgendermaßen aus: »... dass mein Vater diesen atmosphärischen Missbrauch ja angewendet hat, weiß ich, es war ständig, ja, man kann platt sagen, sehr sexualisierte Sprache. Ich habe meinen Vater auch immer entschuldigt, er ist ja als Krüppel aus dem Krieg gekommen, fühlte sich wahrscheinlich nie richtig als Mann und meinte dann immer, er müsse sich da irgendwie zur Schau stellen.«

Vergleicht man »Sexueller Missbrauch in der Kindheit« oder »Sexualisierte Familienatmosphäre« als sogenannten »Vulnerabilitätsfaktor« (Fischer et al., 1995) mit »Naivität«, so fällt auf, dass die hier zu Wort kommenden Patientinnen, die in ihrer Vorgeschichte bereits sexuellen Missbrauch erlitten hatten, in der Regel nicht in einer naiven Einstellung dem männlichen Therapeuten gegenüber befangen waren. Es scheint so zu sein, als wären entweder die krassen Vorerfahrungen eines im weitesten Sinne sexuellen Missbrauchs in der Kindheit ein Gefährdungsfaktor oder gerade ihr Gegenteil, nämlich die völlige Unerfahrenheit und eine Art Nichtwissen von weiblichen Gefährdungsmöglichkeiten auf sexuellem Gebiet.

Der sexuelle Missbrauch in der Vorgeschichte bzw. Kindheit einer Patientin ist in der Literatur der am meisten anerkannte Vulnerabilitätsfaktor für Missbrauch in der Therapie (vgl. Wirtz, 1989; Rutter, 1991; Pope & Vetter, 1991; Pope & Bouhoutsos, 1992; Fischer et al., 1995). Die Erfahrungen der Patientinnen dieser Untersuchung fügen noch hinzu, dass eine von den entsprechenden Patientinnen beschriebene Naivität durchaus ebenso zu einer Gefährdung führen kann, was auch von Chesler (1972/1989) beschrieben wird. Es kann also gerade eine Kindheit, die im Wesentlichen behütet verlaufen ist, bei Frauen zu einer Naivität – Unerfahrenheit – führen, die eigentlich nicht pathologisch ist, sondern mit den dunklen Seiten dieser Welt nicht vertraut gemacht hat oder die nicht wahrgenommen werden soll, ganz so wie in der Geschichte von Jemima Puddle-

Duck beschrieben. Dieses Thema soll im Kapitel über die Diskussion von Geschlechterrollen wieder aufgegriffen werden.

Missbrauchsphase aufrechterhalten

Doppeldenk

Ingrid berichtet von der blitzartigen Erkenntnis, die sie manchmal in der Behandlung hatte, dass es wohl hauptsächlich um die Befriedigung der Bedürfnisse des Therapeuten ging. Diese Erkenntnis wurde aber sofort wieder verdrängt oder blieb unverbunden neben der Auffassung stehen, dass es nicht um ihn, sondern doch um sie ginge: »Und dann merkte ich irgendwie: Halt, stop, so, warum musste ich das denn bei ihm machen, so, das habe ich schon, aber das habe ich nie, das war immer dann direkt weg.« Dieses Doppelte von Wissen und gleichzeitigem Nichtwissen ist von Shengold (1989) als eine Abwehrmaßnahme gegen die Überwältigung durch traumatische Erfahrungen mit dem Begriff »doublethink« beschrieben worden, der von George Orwell geprägt wurde. Dabei geht es um die Herstellung von isolierten Abteilungen in der Seele, ein System vertikaler Seelenspaltung, wie Shengold (1995, S. 46) es nennt, das diagnostische Kategorien übersteigt. Diese Aufteilung ermöglicht es, zwei sich widersprechende Bilder von Personen oder der Realität miteinander zu vereinbaren, ohne sie zur Deckung bringen zu müssen. Orwell beschreibt in seinem Roman *1984* den Mechanismus des »Doppeldenk«, der in der deutschen Ausgabe des Romans (1990, S. 197) mit »Zwiedenken« übersetzt worden ist. In der vorliegenden Arbeit ist der Begriff »Doppeldenk« (oder manchmal »doppeltes Denken«) gewählt worden, da er näher am Original und der von Orwell vorgenommenen Definition des Begriffs orientiert ist. Die Gehirnwäsche, die am Helden des Romans vorgenommen wird, dient dazu, den Irrglauben zu unterstützen, dass der Große Bruder gut ist. Im Roman ist »doublethink« als ein Denkverfahren beschrieben, das einem totalitären System dazu verhilft, Kontrolle und Macht auszuüben, und das gleichsam in die Parteianhänger implantiert wird. Orwell definiert es folgendermaßen:

> »Zwiedenken bedeutet die Gabe, gleichzeitig zwei einander widersprechende Ansichten zu hegen und beide gelten zu lassen. [...] Das Verfahren muss bewusst sein, sonst würde es nicht mit genügender Präzision ausgeführt werden, es muss aber auch unbewusst sein, sonst brächte es ein Gefühl der Falschheit und auch Schuld mit sich« (S. 197).

Orwell bringt augenfällige Beispiele für »Doppeldenk«:

> »Bewusste Lügen erzählen, während man ehrlich an sie glaubt. […] Das Vorhandensein einer objektiven Wirklichkeit zu leugnen und die ganze Zeit die von einem geleugnete Wirklichkeit in Betracht zu ziehen« (S. 198).

In der von ihm beschriebenen totalitären Gesellschaft wird zum Beispiel systematisch die Solidarität der Familie unterminiert, aber der Führer heißt »Großer Bruder«, als stehe er für Familienzusammenhalt. Ein anderes Beispiel für »Doppeldenk« sind die Namen der vier Ministerien im Staat. Das sogenannte Friedensministerium befasst sich mit Krieg, das Wahrheitsministerium mit Lügen, das Ministerium für Liebe mit Folterung und das Ministerium für Überfluss mit Einschränkung. Nachdem der Protagonist des Romans in einem verbotenen Buch eines Dissidenten die Mechanismen aufgeschlüsselt gefunden hat, weiß er besser als je zuvor, dass er nicht verrückt ist. Ein anderer Begriff Orwells ist der des »Verbrechenstop«, was in diesem System die Fähigkeit bedeuten soll, gleichsam instinktiv auf der Schwelle jedes gefährlichen Gedankens haltmachen zu können: »Verbrechenstop bedeutet, kurz gesagt, schützende Dummheit« (S. 195). Im oben zitierten Satz von Ingrid wird »Verbrechenstop« wörtlich mit »halt, stop« von ihr beschrieben.

»Doppeldenk« dient der Bewältigung, aber auch Aufrechterhaltung eines gespaltenen Systems, und diese Abwehrstrategie kann, wie im vorliegenden Fall Ingrids, selbst Jahre über den Missbrauch hinaus noch aufrechterhalten werden: »Dass er das noch machen würde, so 'ne Illusion mehr. Obwohl ich zwar weiß, dass das nicht passieren würde, aber irgendwie ja, … ja, irgendwie so 'ne Hoffnung, also.«

Lifton (1993) fasst in seinem Buch über *Ärzte im Dritten Reich* »Doppeldenk« unter dem Begriff »Dopplung« und beschreibt, wie der Mechanismus nicht nur die Verbrechen der Täter ermöglicht, sondern auch den Opfern zum Überleben und zur Selbstheilung dient. Seine Definition der Dopplung ist: »Hierbei teilt sich das Selbst in zwei unabhängig voneinander funktionierende Ganzheiten, die beide als das ganze Selbst auftreten und für es handeln können« (S. 491). Dabei wird Lifton zufolge ein »faustischer Pakt« geschlossen: »Zwei Seelen wohnen, ach, in meiner Brust. Die eine will sich von der andern trennen« (ebd.). Es ist genau wie bei Orwell nicht eine radikale und ununterbrochene Spaltung (wie z. B. bei der multiplen Persönlichkeit) gemeint. Teile des Vorgangs erfolgen zwar unbewusst, aber beide Selbstanteile wissen voneinander, wobei ein Selbstanteil sich insgesamt durchsetzt.

Zur Begrifflichkeit »Doppeldenk« oder »Dopplung« sei noch anzumerken, dass die Psychoanalyse seit Freud (1940e) den Begriff der »Ich-Spaltung« kennt, der von ihm als Abwehrvorgang beschrieben worden ist, allerdings definiert als ein Hin und Her im Konflikt zwischen Triebbefriedigung (Wünsche und ihre Realisation) und der Anerkennung realer Gefahr (S. 59–62). Insofern hat Herman (1994) nicht recht, wenn sie sagt, dass die Psychologie keinen Namen für das Gemisch aus Dissoziation, bewusster Unterdrückung von Gedanken, Bagatellisierung und direkter Verleugnung kenne und auch sie deshalb den Begriff »Doppeldenk« von Orwell übernehme. Zumindest die Psychoanalyse verwendet den Begriff der Ich-Spaltung, der allerdings vom triebtheoretischen Ansatz her für das hier untersuchte Geschehen als zu befrachtet erscheint.

Später wird noch einmal auf den Mechanismus des »Doppeldenk« rekurriert, der zentral für die Ermöglichung und Aufrechterhaltung missbräuchlichen Geschehens in Therapien erscheint, wie die Fallgeschichten deutlich spiegeln.

Autoritätskomplex

Der »Autoritätskomplex« ist ähnlich wie »Doppledenk« für die Dynamik von Missbrauchstherapien hochbedeutsam. Mit Komplex ist keine Persönlichkeitsstörung der Patientin gemeint, sondern das, was in der Psychoanalyse als Übertragungsgeschehen auf den Therapeuten als Elternfigur bezeichnet wird. Es geht hier in erster Linie um ein Wiederaufleben all jener Gefühle und Einstellungen, die den Autoritätspersonen der Kindheit galten unter der Annahme, dass das Kind in seiner abhängigen Position unter anderem darauf angewiesen war, es den Eltern recht zu machen, um ihr Wohlwollen und dadurch eigene Sicherheit zu erlangen.

Die Situation einer Patientin in der Therapie, und hier ist nicht nur die analytische, sondern jede Art von Therapie gemeint, evoziert bei dieser Übertragungen auf den Therapeuten, die Gefühlen und Einstellungen einer Elternfigur gegenüber gleichkommen. Die asymmetrische Anlage jeder Therapie, in der keine gleichwertige Beziehung, sondern ein Machtgefälle zwischen Therapeut und Patientin herrscht, trägt wesentlich dazu bei, ebenso die Hilfsbedürftigkeit der Patientin, die sich in der Regel aus dem Leidensdruck ergibt, der eine therapeutische Behandlung notwendig erscheinen lässt. Übertragungsphänomene finden sich aber nicht nur im therapeutischen Bereich, sondern in jeder Abhängigkeitsbeziehung, etwa der von Lehrer und Schüler, Chef und Untergebenen etc., sogar auch in Beziehungen von an sich gleichberechtigten Partnern.

Die Definition von Übertragung in der Behandlung (Laplanche & Pontalis, 1975, S. 550) lautet folgendermaßen:

> »Bezeichnet in der Psychoanalyse den Vorgang, wodurch die unbewussten Wünsche an bestimmten Objekten im Rahmen eines bestimmten Beziehungstypus, der sich mit diesen Objekten ergeben hat, aktualisiert werden. Dies ist in höchstem Maße im Rahmen der analytischen Beziehung der Fall. Es handelt sich dabei um die Wiederholung infantiler Vorbilder, die mit einem besonderen Gefühl von Aktualität erlebt werden.«

Das von Freud entdeckte Phänomen der Übertragung ist auch für andere Therapierichtungen Allgemeingut geworden, ähnlich wie die an diesem Phänomen entwickelte Forderung nach Abstinenz (vgl. z.B. Rahm et al., 1993). Auch die Verhaltenstherapie kommt ohne den Übertragungsbegriff in der Behandlung nicht mehr aus. Der Begriff hat sich in der modernen Psychoanalyse insofern erweitert, als unter dem Übertragungsgeschehen nicht mehr nur die unbewussten Einstellungen der Patientin auf den Therapeuten und dessen Reaktion darauf, die Gegenübertragungen, gefasst werden, sondern ein ganzheitliches Geschehen verstanden wird, das den interaktionellen Prozess zwischen beiden erfasst, in dem Vergangenheit und Gegenwart beider in einer »einzigen emotionalen Konstellation zusammenfließen« (Kernberg, 1975, S. 71). Insofern enthalten die Äußerungen der Patientinnen, die unter dem »Autoritätskomplex« zusammengefasst werden, die interaktionelle Dynamik der spezifischen Übertragungssituation in ihrer Gesamtheit.

Es subsumieren sich zum »Autoritätskomplex« mehrere dazugehörige Phänomene wie »Schuld- und Schamgefühle empfinden«, »keine oder kaum Wut verspüren können«, was in der Regel mit einem »Anpassungsdruck« an die Autorität und deren realen oder vermeintlichen Forderungen zusammenhängt, wie auch in manchen Fällen die »Idealisierung« der Autoritätsfigur, ebenso das Phänomen der »Übertragungsliebe«, das eng mit der Idealisierung zusammenhängt und auch zum Übertragungsgeschehen gehört. Im Zusammenhang mit der Entwicklung des Narzissmusbegriffs hatte Freud die Definition der Idealisierung entwickelt: »Die Idealisierung ist ein Vorgang mit dem Objekt, durch welchen dieses ohne Änderung seiner Natur vergrößert und psychisch erhöht wird« (1915a, S. 161).

Beim »Anpassungsdruck« als einem Teil des oben definierten »Autoritätskomplexes« geht es aber nicht nur um Übertragungen der Patientin auf den Therapeuten, sondern im interaktionellen Geschehen auch um eine Übernahme von Wertordnungen des Therapeuten, um neue Wertbezüge und eine Identifikation mit diesen, das heißt mit der Autorität des Therapeuten. Besonders deutlich wird dies in folgendem Zitat von Ingrid: »... hab' ich ihn dann bis zum Orgasmus oral befriedigt, und er frug dann, was ich für Gefühle hätte, da meine ich, keine Ahnung, wüsste ich irgendwie überhaupt nicht, und dann meinte er, ob ich denn stolz wäre, ich wusste zwar eigentlich nicht, warum ich stolz sein sollte, aber ich wusste irgendwie so, ich muss stolz sein, damit die Therapie auch 'nen Effekt hat, sonst war alles umsonst, und dann hab' ich eben gesagt, ja, ich bin stolz.« Diese Dynamik ist für Missbrauchstherapien hochbedeutsam. Das ließ sich bei der Untersuchung der Einzelfälle feststellen, wurde dort beschrieben und kommt in jeder Fallgeschichte zum Ausdruck.

Die Behandlungen sind charakterisiert von einem enormen »Anpassungsdruck«, unter dem die jeweilige Patientin stand, und einer Unfähigkeit während der fortschreitenden Behandlung, ihre Wut zu spüren. Der Anpassungsdruck bezieht sich auf die Autorität des Therapeuten mit seinen Forderungen und Bewertungen, der sich die Patientinnen unterwarfen. Dies ist eine durchgängig erlebte Gefühlslage bei jeder der Patientinnen gewesen. Eng mit dem Anpassungsdruck und der Übernahme von Schuld ist die Unfähigkeit verbunden, Wut oder Zorn spüren zu können. »Bravsein«, ein »gutes Kind« oder eine »liebe Frau« sein zu wollen, dient der Aufrechterhaltung der Situation und dem Wunsch, gemocht zu werden – Gefühle der Wut würden eine Distanzierung von der Autorität mit sich bringen, eine Trennung von dieser nach sich ziehen. So war zum Beispiel Ingrid während der Behandlung überhaupt nicht in der Lage, Wut zu verspüren, und zum jetzigen Zeitpunkt, Jahre danach, auch erst ganz vorsichtig (vgl. Ablösung).

Wenn Wut entstand, dann in der Regel erst über sich selbst, über die eigene Naivität und Abhängigkeit, so etwas mit sich gemacht haben zu lassen oder sogar selbst gewollt zu haben. Ähnlich wie beim Mechanismus des »Doppeldenk« dient der Anpassungsdruck und die Unfähigkeit, Wut zu verspüren, der Aufrechterhaltung der Beziehung zur Elternfigur in der Übertragung. Wie ein Kind, das einen Elternteil nicht verlieren möchte, passten sich die Patientinnen den Wünschen der Therapeuten an. Dieses Anpassen erfolgte aber nicht nur durch Unterdrückung von Gefühlen der Wut oder Angst, sondern auch aus Freude am »Bravsein« oder darüber, ein Lob aus dem Munde der bewunderten Person zu bekommen. Am Anfang der Beziehung, in der meist eine Idealisierung der Person des Therapeuten oder aber die Akzeptanz seiner fachlichen Autorität stand, ist es mehr die Freude über ein Lob gewesen: »Das haben Sie ausgezeichnet gemeistert. Und das ist hineingefahren wie Butter ...« (Ulrike). Mit Fortschreiten des missbräuchlichen Kontakts nimmt der Anpassungsdruck zu, der jetzt mehr aus der Angst besteht, den Kontakt zum Therapeuten zu verlieren, wenn die Wut zugelassen würde: »Ich – ehm – die Angst, ihn zu verlieren, war so groß, dass ich es nicht gewagt habe zu fragen: Sag' mal, wie viel Freundinnen hast du oder so etwas – oder nit mit mir« (Ulrike).

In der interaktionellen Dynamik geht die Unfähigkeit der Patientinnen, Wut verspüren zu können, einher mit dem narzisstischen Defizit der Therapeuten, die dieses durchgängig im missbräuchlichen Kontakt zu den Patientinnen aufgefüllt haben. In dieser Art therapeutischer Behandlung ist für die Bearbeitung von Wut auf den Therapeuten in der Übertragung kein Platz. Susanne drückt es folgendermaßen aus: »Und dass ich da so, aber in der Art haben wir auch nicht gearbeitet, war mehr so auf einer bestärkenden positiven Ebene und weniger dass die negativen Gefühle angesprochen wurden. Im Nachhinein also heute würde ich sicherlich sagen, dass es mir nicht passt. Und damals bin ich dann ausgestiegen.«

Unter dem Teilaspekt »Schuld- und Schamgefühle« findet sich zum Beispiel eine Äußerung von Ingrid, die das bekannte Phänomen (vgl. Ehlert & Lorke, 1988; Hirsch, 1994) der Schuldübernahme von Abhängigen in einer Missbrauchsbeziehung illustriert: »... dass ich so gemerkt habe, dass ich mich da beim ersten Mal eigentlich geschämt habe dafür, dass ich es schlecht mache, und dass er mir noch leid getan hatte, dass er das aushalten muss ...« Idealisierungen der Person des Therapeuten und Schuldgefühle, ihn entweder zu Unrecht zu bezichtigen oder ihn durch Schuldübernahme oder Entschuldigungen zu entlasten, werden nicht durchgängig deutlich. Ausdrücke wie »Gott-Öberste« oder »ich habe ihn aufgebaut, diesen Menschen« oder »ich habe ihn auf einen Sockel gehoben« sprechen für Idealisierungen und konnten in jeweils der Hälfte der Fälle gefunden werden. Die Schuldgefühle, den Therapeuten vielleicht zu unrecht des Missbrauchs zu bezichtigen, oder die Angst der Patientin, vielleicht ursächlich für das Geschehen verantwortlich zu sein, fanden sich ebenso in jeweils der Hälfte der Berichte.

Jeder Teilaspekt für sich genommen würde noch keine besondere Aussagekraft für die Dynamik von Missbrauchsbehandlungen haben, da in jeder Übertragungsbeziehung einzelne Elemente erlebt werden können. Es ist das Ineinandergreifen von Schuldgefühlen, das Suchen nach Entschuldigungen für den Therapeuten, die Unfähigkeit, sich durch Wutgefühle zu distanzieren, sowie der Wunsch oder die Angst, sich anzupassen, die den »Autoritätskomplex« so bedeutsam erscheinen lassen. Vor allem auch das Verhalten der Therapeuten, das auf Idealisierung und der Nichtbearbeitung von Wut und Abhängigkeit in der asymmetrischen Beziehung angelegt ist, sowie das Arbeiten mit direkten Schuldzuweisungen (vgl. die Berichte von Else, Greta und Lisa) verstärkt das Übertragungsgeschehen. Hier ähnelt das Geschehen in hohem Maß der Dynamik von familiärem Missbrauch.

Beziehungsversprechen

Ein Beziehungsversprechen, das der Therapeut gemacht hat oder auf das die Patientin hofft, lässt sie an der Therapie festhalten. Es bedeutet, dass ex- oder implizit in Aussicht gestellt wird, eines Tages, wenn die Therapie zu Ende ist oder vielleicht auch während der Behandlung, werde eine »wirkliche« Beziehung zu ihm möglich sein. In jedem Fall ist durch das übergriffige Verhalten das therapeutische Setting zwar einerseits verlassen worden, andererseits wird dennoch in dessen Rahmen agiert; somit ist den Patientinnen meist klar, dass es sich nicht um eine Beziehung im alltäglichen Lebensraum handelt. Ein Beziehungsversprechen, das der Therapeut gegeben hat oder das die Patientin seinem Verhalten zu entnehmen glaubte, ist insofern auf die Zukunft ausgerichtet, auf die Zeit, in der es sozusagen vor aller Welt eine Beziehung zwischen Mann und Frau sein wird und nicht mehr eine zwischen Therapeut und Patientin. Dazu Sigrid: »Natürlich, ich hatte permanent Hoffnung auf irgendwas, was irgendwann ganz schön werden wird, was aber in der Situation Klient – Therapeut noch nicht sein kann.« Bei den hier vorliegenden Interviews kommt ein Beziehungsversprechen oder ein Beziehungswunsch in den Fällen vor, in denen Liebe und Hoffnung auf ein Miteinandersein nach Beendigung der Therapie vorhanden war, obwohl der Beziehungswunsch bei Greta in ihrer ersten Behandlung durch die Machtspiele des Therapeuten auf einen Kontaktwunsch reduziert war, der mit der in Greta geweckten Liebesabhängigkeit »Katz und Maus« spielte.

Tuning out

Der Begriff »Tuning out«, zu deutsch »Abschalten«, ist im amerikanischen Raum geprägt worden und bezeichnet weniger einen Abwehrmechanismus im engeren Sinne, der einer Ich-Funktion zuzuordnen wäre, die gegen die Bewusstwerdung unbequemen oder unerträglichen Materials gerichtet ist, sondern eher eine Bewältigungsmöglichkeit *real* unerträglicher Reize. Das Phänomen des Abschaltens ist in der klinischen Beobachtung von Inzestopfern entdeckt worden, die beschrieben haben, wie sie sich gefühllos machten, um den sexuellen Missbrauch zu überstehen. Ferenczi spricht von einer »traumatischen Trance«, Shengold von einem »hypnotischen Lebendig-Tot-Sein, ein Leben ›als ob‹« (vgl. Hirsch, 1994, S. 105–106). »Tuning out« erscheint auch als eine Sonderform von »Doppeldenk«, da mit beiden Mechanismen versucht wird, ein gespaltenes, verrückt machendes System aushaltbar zu machen.

Ingrid und Lara beschreiben sehr plastisch, wie »Tuning out« als eine Form des Abschaltens und Sich-gefühllos-Machens, der Bewältigung der traumatischen Erfahrungen und der gleichzeitigen Aufrechterhaltung des Kontakts zum Therapeuten dient. Lara beschreibt es so: »… es kam etwas Unangenehmes, aber es war – [Pause] – ich weiß es nicht, es war plötzlich – ich war plötzlich nicht mehr in mir drin. Es geschah einfach und – hm – es war komisch, aber es war auch ok. Es war irgendwie so, ich habe dieses Gefühl, da stimmt was nicht, habe ich ganz schnell umgekehrt wieder …«

Ingrid berichtet mehrfach, wie gefühllos oder leer sie sich gerade dem sexuellen Geschehen und auch der Therapie insgesamt gegenüber gefühlt hat. Vor allem nach dem sexuellen Missbrauch im »Therapieurlaub« in Spanien beschreibt sie die Leere folgendermaßen: »Da hab' ich mich einfach total leer gefühlt … dass ich einfach total leer war, sehr enttäuscht war, dass ich nichts bekommen habe.« An anderer Stelle sagt sie: »Aber irgendwie – nicht mal irgendwie verletzt …« Auch noch Jahre nach der Therapie taucht bei Ingrid dieses namenlose Gefühl wieder auf: Wenn sie an die Therapie und ihre Gefühle zurückdenkt, sei da eine Art Gefühl gewesen, für das sie überhaupt nie einen Namen gehabt und die Schuld immer gleich sich selbst gegeben hätte, dass sie sich ja darauf eingelassen habe. Dem »Tuning out« während einer Missbrauchshandlung folgt demnach ein späteres, das dem ersten zwar entspricht, aber nun notwendig ist, um innere Impulse von Wut, Ohnmacht etc. nicht hochkommen zu lassen.

Geheimhaltung

Das Geheimhaltungsgebot seitens des Therapeuten oder manchmal auch der Geheimhaltungswunsch der Patientin entspricht sehr deutlich dem Schweigegebot, das Mädchen auferlegt wird, die von ihren Vätern, anderen Familienangehörigen oder Erwachsenen außerhalb der Familie missbraucht werden. Es ergibt sich aus der Unrechtmäßigkeit der Handlung und dem Wissen um diese. Es dient dem Schutz des Therapeuten und hält neben den anderen Mechanismen der bisher beschriebenen Kategorien die missbräuchliche Situation aufrecht. Häufig wird das Geheimhaltungsgebot verbrämt. Der von Greta vorgestellte Therapeut hat es, mit ihren Worten, folgendermaßen ausgedrückt: »Und er hat dann nur immer wieder gesagt, ich sollte also nicht mit anderen Leuten darüber reden und schon gar nicht mit meinem Mann, weil die würden das sowieso nicht verstehen und zwischen uns wäre ja nun mal was Besonderes an Kontakt, ne.«

»Geheimhaltung«, entweder als Gebot durch den Therapeuten oder auch als Wunsch der Patientin, um entweder sich selbst (vgl. Ulrike) oder den Therapeuten (vgl. Nora) zu schützen, wurde von sieben der Patientinnen beschrieben. Die anderen Therapeuten stellten dies nicht als Forderung auf, weil sie sich entweder sicher vor Entdeckung wähnten (die Therapeuten von Ingrid, Else und Lara) oder, wie der Therapeut von Sigrid, weil sie gar keine Vorstellung von einem missbräuchlichen Verhalten zu haben schienen.

Pygmalion

Bei der Erforschung der Psychodynamik des sexuellen Missbrauchs in der Familie sind Bergmann (1987) und Hirsch (1994) auf das Phänomen gestoßen, dass sich manche Inzestväter in der Tochter sozusagen ihr Sexualobjekt selbst erschaffen haben. Sie ordnen dies einem »Pygmalion-Komplex« zu, der im *Lexikon der Liebe* (Bornemann, 1978) als Form der sexuellen Perversion wie folgt beschrieben wird: »Pygmalionkomplex, eine Form des Narzissmus, die darauf beruht, dass der Patient sich nur in diejenigen Menschen verlieben kann, die er selber ›gemacht‹ hat« (S. 1162). Anonyma (1988), Heyne (1991) und Hirsch (1993) weisen jeweils daraufhin, dass manche der missbrauchenden Therapeuten eine Patientin als ihr Geschöpf oder ihr Eigentum betrachten könnten. »Pygmalion« kann als eine Sonderform des Phänomens »Die Einzige sein« aufgefasst werden.

In zwei der Fallgeschichten ist diese Art Kontaktaufnahme des Therapeuten zur Patientin als dem von ihm zu modellierenden und neu zu erschaffenden Geschöpf, dem er sich sexuell zuwendet und das sich dadurch geschmeichelt fühlt, virulent geworden. Bei Kathrin fiel auf, dass sie sich äußerlich in die Richtung veränderte, die dem Wunsch ihres Therapeuten entsprach. Ulrike wurde vom Therapeuten in die große Welt eingeführt, was ebenfalls pygmalionartige Anklänge hat. Moderne Märchen mit diesem Thema sind »My Fair Lady« oder die latent inzestuöse Geschichte »Daddy Langbein«. »Pygmalion« wird hier zwar bezogen auf die Patientinnen besprochen, trifft aber nur insoweit auf sie zu, als es eine Variante des narzisstischen Themas der Kategorie »Die Einzige sein« ist. Der »Pygmalionkomlex« entspringt und entspricht dem Wunschbild des Therapeuten.

Der Name und die Geschichte des Pygmalion geht, wie die des Narcissus, auf einen griechischen Mythos zurück und wird ebenfalls in den *Metamorphosen* Ovids beschrieben. Pygmalion ist ein Künstler, der auf Zypern lebt und sich in ein von ihm geschaffenes Bild aus Elfenbein verliebt, das Venus auf seine Bitten hin belebt. Verfolgt man die Geschichte genealogisch weiter, so stößt man diesmal nicht wie bei Narziss auf eine Vergewaltigung in der vorherigen Generation, sondern auf einen nachfolgenden Inzest. Aus der Verbindung Pygmalions mit seinem selbsterschaffenen Bild geht Paphos hervor, die den Cinyras gebiert. Dessen Tochter Myrrha entbrennt in Liebe zu ihm, ihrem Vater, und verführt ihn. Es ist einzig die Tochter, die hier die Tat begeht, die Schuld auf sich nimmt und die Götter bittet, weder die Toten noch die Lebenden mit ihrem Anblick belasten zu müssen, und deshalb im Zwischenreich angesiedelt werden möchte. Sie verwandelt sich zum Myrrhenbaum und gebiert aus ihrem Baum-Bauch »das übelempfangene Kind« (S. 267). Es ist Adonis, wieder ein überaus schönes Kind (wie Narcissus), von Venus geliebt. Auch ihm ist kein friedliches Leben beschieden. Er stirbt jung bei der Jagd – ein Wildschwein haut ihm die Hauer in die Weichteile. Er verwandelt sich ähnlich wie Narcissus in eine Blume, nämlich in die Blüte eines Granatbaums.

Der Wunsch nach Halt und Schutz wird sexuell beantwortet

Wenn ein Therapeut eine erotisierte, sexualisierte oder sexuelle Beziehung zu einer Patientin aufnimmt, so ergibt sich aus den bisher entwickelten Darlegungen, dass es dabei immer um die Befriedigung seiner Wünsche und Bedürfnisse geht, was gleichzeitig einen Missbrauch der Patientin bedeutet, selbst wenn diese es auch auf einen solchen Kontakt angelegt haben sollte. Es fällt auf, dass häufig gerade an den Stellen der Entwicklung der therapeutischen Beziehung ein missbräuchliches Kontaktangebot vom Therapeuten gemacht wurde, an denen die Patientin eigentlich den Wunsch nach Halt und Schutz hatte (dies in Abgrenzung zu den »Dreieckskonstellationen«, bei denen es mehr um ödipale Wünsche geht). Missbrauchten Frauen in Therapien ist immer wieder ihr Verführerischsein, ihre Hysterie, ihre Bereitschaft zu einer erotisierten Übertragung vorgehalten worden, denen die Therapeuten standhalten müssten (vgl. Heyne, 1994). Ingrid macht deutlich, dass es, wenn überhaupt, nur vordergründig um erotische und sexuelle Wünsche geht, in Wirklichkeit vielmehr um die Sehnsucht nach Geborgenheit: »... ich weiß nur von 'ner Traurigkeit, dass ich mir eigentlich gewünscht habe, dass er mich beschützen soll, und dass er das nicht gemacht hat. Und manchmal so wie 'ne Illusion, dass er das wohl machen wollte.« Diese Sehnsucht nach Geborgenheit, die in der psychoanalytischen Theoriebildung dem präödipalen Stadium zugeordnet und vom Kind an die Mutter in ihrer Haltefunktion (»holding«, Winnicott, 1974) oder den Vater in seinen mütterlichen Anteilen gerichtet wird, ist mit dem Wunsch der Patientin nach Halt und Schutz gemeint.

In jeweils sieben Fallgeschichten ist der Wunsch nach Geborgenheit, die keineswegs sexualisiert beantwortet werden soll, deutlich geworden und ebenso das jeweilige Agieren des Therapeuten, in das die Patientinnen dann verstrickt wurden. Else drückt die beiden Seiten so aus: »Ich war unheimlich gespalten, ich wollte Halt haben, ich wollte auch eine Umarmung haben, aber nicht eine sexualisierte Umarmung. Das habe ich ihm auch öfters gesagt, dass ich Halt brauche. Dann hat er mir die Hand gegeben. Und das war auch o.k. Unheimlich schön auch, ich lag auf der Couch, auf der Liege und habe im Liegen weitergezittert, und da gab er mir die Hand, und das war sehr beruhigend.«

Rollenumkehr

In der Literatur ist wiederholt darauf hingewiesen worden, dass die Rollenumkehr ein häufig zu beobachtendes Phänomen in Missbrauchstherapien sei (Reimer, 1990; Heyne, 1991; Hirsch, 1993). Der Begriff ist im familiendynamischen Zusammenhang entwickelt worden – die detaillierte Studie Richters (1963) gibt Auskunft über die verschiedenen Varianten, wie Eltern dem Kind eine Rolle zuweisen können, die einer Rollenumkehr gleichkommt. Hier werden Partnerersatzfunktionen von Kindern beschrieben und von Richter als traumatische Rollen bezeichnet. Kommt dann noch inzestuöses Agieren eines Elternteils hinzu, finden wir eine Rollenumkehr, die nicht nur eine Bemutterung eines oder beider Elternteile durch das Kind, speziell durch ein Mädchen, beinhaltet, sondern auch noch die sexuellen Bedürfnisse von Erwachsenen befriedigen helfen muss.

Als Rollenumkehr wird eine Situation bezeichnet, in der eine Patientin durch die Dynamik des missbräuchlichen Kontakts mehr oder weniger therapeutische Funktionen übernimmt oder den Wunsch entwickelt, dem Therapeuten keine Probleme bereiten zu wollen und ihm nicht zur Last zu fallen. Nora beschreibt es so: »... es ging dann los, dass er mir erzählte, dass er in Scheidung lebt, was er mir nie hätte erzählen dürfen, logischerweise, es war dann bald so weit, dass für mich nicht mehr ganz klar war, wer wen therapiert.« Weiterhin macht Nora deutlich, wie die Rollenumkehr mit dem narzisstischen Wunsch, die Auserwählte zu sein, zusammenhängen kann, nämlich in Form einer spezifisch weiblichen Illusion zu glauben, auf diese Art Einfluss nehmen zu können: »... und ich habe bis zum Schluss geglaubt und auch noch über die Zeit hinaus lange Zeit geglaubt, er sei in mich wirklich verliebt gewesen. Und er hat mir ja auch so viel von sich erzählt, und ich war eben sein Liebling ...« Greta, die sich in ihrer ersten Behandlung direkt in einen grenzüberschreitenden, Rollen vertauschenden Kontakt hineingezogen fühlte, sagt: »... und dann war auch noch diese erste Sitzung absolut korrekt. Und dann hat der aber danach noch 2½ Stunden gehockt und nur gequasselt und geredet und nur über ganz persönliche Dinge aus seinem Leben, über seine Frauenbeziehungen, über seine gescheiterte Ehe ... Also – ich habe mich damals natürlich auch geschmeichelt gefühlt, erstmal fand ich den interessant.«

In einer Therapie, in der Patientinnen sich zwar mit einem unbewussten Anteil immer auch in der Rolle eines kleinen Mädchens fühlen, ist aber auch die erwachsene Frau angesprochen, für die es selbstverständlich ist, eine der weiblichen Tradition gemäße Rolle auszufüllen – nicht nur als sexuelle Partnerin des Mannes, sondern auch in ihren mütterlichen Funktionen als Zuhörerin, Trösterin und Ratgeberin. Dies wird durch sexuellen Missbrauch in einer Therapie zum Schaden für die Patientin ausgenutzt.

Verwirrtsein

Ein weiteres Phänomen in Therapien mit sexuellen Übergriffen ist das des »Verwirrtseins«. Einige Patientinnen geraten in eine Art Konfusion und wissen nicht, in welcher Rolle sie denn nun agieren, wer sie sind oder sein sollen und wessen Wahrnehmungen sie Glauben schenken können. Diese Konfusion ähnelt dem in der Literatur (Kramer, 1983; Sherkow, 1990) erwähnten »Zweifeln«, wie es Hirsch (1994) für den familiären Missbrauch diskutiert. Zum Zweifeln an den eigenen Wahrnehmungen gehört auch, wie oben ausgeführt, sich selbst die Schuld zu geben, wenn der Therapeut die Wahrnehmungen der Patientin widerlegt, bis hin zu einer Art zwanghaften Zweifelns weit über die Therapie hinaus. Das Zweifeln (»Doubting«) ist als eine Art Denkstörung beschrieben worden und den Spaltungsphänomenen wie der Dissoziation oder dem oben beschriebenen »Doppeldenk« zuzurechnen. Es handelt sich um »ständiges Zweifeln, ob etwas real ist, ob man etwas tun soll, etwas weiß, an etwas schuldig ist als chronisch gewordene Haltung« (ebd., S. 109).

Fischer (1990; Fischer et al., 1995) bringt den Zustand anhaltender Verwirrung mit der gespaltenen Persönlichkeit der missbrauchenden Therapeuten zusammen: »Solange eine Patientin über diese kognitive und emotionale Fähigkeit [gemeint ist die Fähigkeit zur Objektspaltung] noch nicht verfügt und nach Einheit in der Persönlichkeit des Therapeuten sucht, wird sie unweigerlich in die beschriebene Verwirrung gestürzt …« (1995, S. 78).

Ein Beispiel für den Zustand des Verwirrtseins gibt Lisa: »Dass es nicht korrekt war, war mir immer klar. Nur, es war mir nicht – wie soll ich das erklären – es war mir klar, aber ich zweifelte immer dran, ob ich es mir nicht nur einbilde. Also, es ist so ähnlich, wie wenn ich sehe, die Schale ist blau und jemand sagt, also die ist doch überhaupt gar nicht blau, die ist doch rot, und dann komme ich ins Zweifeln, ob ich spinne.«

Man kann den Fallgeschichten, in denen es nicht zu einer Liebesabhängigkeit aufseiten der Patientinnen gekommen war, entnehmen, dass in dem Maße, wie die sexualisierte und erotische Kontaktaufnahme des Therapeuten keinen Erfolg versprach, diese angefangen haben, die Patientinnen massiv zu verwirren. Meist stellten die Patientinnen auch Fragen zu der sexualisierten Art des Kontakts, um sich dadurch abzugrenzen, wie zum Beispiel Else: »… dass es der falsche Weg bei mir ist, dass ich mich von ihm also nicht provozieren lassen würde, und dann saß er da und meinte, er würde mich nicht provozieren, dafür wäre die Beziehung für ihn viel zu kostbar. Ja, und da war ich total verwirrt. Was stimmt denn jetzt?«

Zum Eigenschutz haben diese Therapeuten die Wahrnehmungen der Patientinnen verdreht. Dies ist auch der Grund dafür, warum bei den Patientinnen Verwirrung zu einem derart gravierenden Problem wurde, dass sie selbst heute noch anhält. Diese Patientinnen waren zwar einerseits davor geschützt, eine sexuelle Beziehung zum Therapeuten einzugehen, da sie sich nicht auserwählt und geschmeichelt fühlten, andererseits mussten sie aber in den Behandlungen den Preis einer massiven Verwirrung und Verunsicherung ihrer Wahrnehmungen zahlen. Diesen Preis haben einige der anderen Klientinnen, die sich auf die sexuelle Liebes- und Abhängigkeitsbeziehung einließen, nicht zahlen müssen, da die Eindeutigkeit des Kontakts anscheinend keine Verwirrung bis über die Therapie hinaus stiftete (Ingrid, Kathrin, Greta, Lara, Susanne).

Dass dies jedoch nicht nur, wie bei Fischer (1990) beschrieben, mit der gespaltenen Persönlichkeit des Therapeuten, sondern auch mit Vorerfahrungen einer Patientin zusammenhängen kann, soll im Kapitel »Wiederholung biografischer

Muster« verdeutlicht werden und klingt in einem weiteren Zitat von Lisa an: »… die [gemeint ist die Mutter] hat mir das jetzt erst erzählt, solche typischen Sachen: Also, sie ist – als sie schwanger war – war eiskalter Winter und die hatten Ofenheizungswohnung, 20 Grad minus, und wenn man schwanger ist, ist einem ja eher warm. Mein Vater fror, weil ja nicht geheizt war, und da hat sie das Thermometer unter die Lampe gehalten und hat ihm dann gesagt: Was frierst Du denn? Das ist doch warm hier drin. Also diese Wahrnehmung auslegen, das ist was ganz Schlimmes, und so hatte ich schon was weg.«

Dreieckskonstellationen

Korrespondierend und abgrenzend zu den besonderen Schutz- und Haltebedürfnissen einer Patientin, die eher präödipal anmuten und vom Therapeuten sexuell beantwortet werden können, geht es bei »Dreieckskonstellationen« in einer übergriffigen Therapie um ein ödipal anmutendes Geschehen. Der Begriff »ödipal« entstammt der psychoanalytischen Theoriebildung. Demnach folgt einer präödipalen Phase der seelischen Entwicklung die sogenannte ödipale Phase, in der sich die Gesamtheit der Liebes- und feindseligen Wünsche, die das Kind seinen Eltern gegenüber hegt, organisieren. Bei Laplanche und Pontalis (1975, S. 351) heißt es:

> »In seiner sogenannten positiven Form stellt sich der Komplex dar, wie wir ihn aus der Ödipussage kennen: Todeswunsch gegenüber dem Rivalen als Person gleichen Geschlechts und sexueller Wunsch gegenüber der Person des entgegengesetzten Geschlechts. In seiner negativen Form stellt er sich umgekehrt dar: Liebe für den gleichgeschlechtlichen Elternteil und eifersüchtiger Hass gegen den gegengeschlechtlichen. In Wirklichkeit finden sich beide Formen in unterschiedlichem Grade in dem sogenannten vollständigen Ödipuskomplex.«

Da in einer Therapie eine unbewusste Regression (Rückentwicklung zu früheren Erfahrungen) im seelischen Haushalt der Patientin stattfindet und sich erfahrene und gelebte Muster von Beziehungen wiederherstellen, kommt der Frage Bedeutung zu, wie weit sich dies an möglichen Dreieckskonstellationen ablesen lässt. Hier besteht auch wieder eine Verbindung zum möglichen Wunsch einer Patientin, die Auserwählte zu sein. Unter der Annahme, dass es bei dem Wunsch, etwas Besonderes zu sein, auch darum gehen kann, vor anderen Frauen den Vorzug zu bekommen und symbolisch bei einer Vaterfigur sowohl in der Geschwisterreihe als auch der Mutter gegenüber die wichtigste und attraktivste Frau zu sein, geht es hier einerseits um die ödipalen Wünsche einer Patientin im möglichen Dreieck zu anderen Frauen während der Therapie und andererseits auch um das Hineingezogenwerden in Dreieckskonstellationen mit anderen Frauen durch den Therapeuten. Am Beispiel Ingrids wird das Ineinandergreifen von Therapeut- und Patientinverhalten zu diesem Thema deutlich: [Es geht um den »sexuellen Termin« im Therapieurlaub von Ingrid mit dem Therapeuten, zu dem dessen Assistentin hinzugezogen wird.] »… und dann frug er, wenn 'ne Frau dabei wäre, da war et alles weg, weil et für mich wieder reizvoll war, und dann hab' ich gesagt, ja, dann schon.«

Es zeigte sich allein in fünf Fallgeschichten, dass Patientinnen in Dreieckskonstellationen hineingezogen wurden, die vom Agieren der Therapeuten bestimmt waren.

Ablösung – »Nicht die Einzige sein«

Die eingangs gestellte Frage, wie eine mit sexuellem Missbrauch einhergehende Therapie beendet werden kann und wie die Patientinnen sich in den Jahren danach fühlen, soll unter dem Themenfeld »Ablösung« beantwortet werden. Es geht um den Wandel der Gefühle und Einstellungen der Patientinnen, die zu Wendepunkten, Distanzierungen, Ablösungen vom Geschehen beigetragen haben, oder aber um den Fortbestand von Gefühlen und um Ablöseschwierigkeiten. Hier kam dem Phänomen »Die Einzige sein« insofern eine besondere Bedeutung zu, als das Entdecken oder Zulassen der Einsicht, nicht in ein einmaliges und außergewöhnliches Ereignis einbezogen worden zu sein (»Nicht die Einzige sein«), regelmäßig zu einer Ablösung beitrug.

In allen Fällen, in denen die Patientinnen durch den grenzüberschreitenden Kontakt zum Therapeuten eine Aufwertung ihrer Person, besonders als Frau, erlebten, führte die Entdeckung, nicht die einzige Patientin zu sein, zu der der Therapeut diesen bis dahin exklusiv gewähnten Kontakt unterhielt, dazu, dass ein Wendepunkt in Form einer inneren Distanzierung eintrat. Die schmerzliche und manchmal überraschende (wie »Schuppen von den Augen fallen«) Erkenntnis, sich getäuscht zu haben, führte zu einer Ablösung aus der Therapie oder der Beziehung. Manchmal war es allerdings erst die wiederholte Entdeckung, nicht die Einzige zu sein, die zu einem Aufgeben des Kontakts führte (Ingrid, Greta, Ulrike). Manchmal wurde auch erst realisiert, eine unter anderen gewesen zu sein, wenn die Therapie schon beendet war (Sigrid, Lara, Herta), was zu einer nachträglich veränderten Einstellung der Therapie und dem Therapeuten gegenüber führte. Wenn nicht schon bei dem gehäuften Auftreten des Phänomens »die Einzige sein« die narzisstische Dynamik von Missbrauchstherapien als einem Teil des Geschehens deutlich wurde, so geschah das spätestens, wenn es darum ging, realisieren zu müssen, nicht die Einzige gewesen zu sein. Die Entdeckung traf die Patientinnen oft wie ein Schlag und führte zum entscheidenden Wendepunkt im Fortgang der Behandlung oder der Beziehung. Keine Bedeutung erlangte es in den Fällen, in denen sich die Patientinnen nicht auf den Missbrauch einließen. So hatte die Entdeckung bei Herta sogar den gegenteiligen Effekt, dass sie sehr erleichtert war zu erfahren, dass der Therapeut zum sogenannten Kreis der Wiederholungstäter gehörte. Es führte zu einer Bestätigung, richtig wahrgenommen zu haben, mit der keine schmerzhafte Erkenntnis oder Kränkung der eigenen Person verbunden war.

In dem Maße, wie die Patientinnen realisierten, im erotisierten und/oder sexuellen Kontakt zum Therapeuten keineswegs eine Sonderstellung als Frau bei ihm eingenommen zu haben, die ihnen, wenn schon nicht zu einer gelingenden Therapie, so doch zu einer dauerhaften Beziehung zu ihm verholfen hätte, veränderten sich ihre Einstellungen und Gefühle zur Therapie und deren Verlauf. Einige der oben aufgeführten Gefühle und die damit verbundenen Abwehrmechanismen begannen sich zu lockern (z.B. keine Wut empfinden zu können), zu verändern oder konnten aufgegeben werden. Eine Reinterpretation des Geschehens wurde vorgenommen; das Eingeständnis, missbraucht worden zu sein, wurde allerdings häufig erst einige Zeit nach Ende oder Abbruch der Therapie oder Beziehung gewagt. »Doppeldenk« lockerte sich, konnte wahrgenommen und aufgegeben werden, ebenso die Geheimhaltung, allerdings oft unter großen Schmerzen (vgl. Ingrid, Nora, Ulrike), Gefühle der Enttäuschung und Trauer wurden zugelassen. Wut zuzulassen schien am schwierigsten zu sein; Wut wurde oft spät oder gar nicht gespürt. Am meisten Wut und Zorn drückte Greta aus, die zweimal in Behandlungen missbraucht worden war. Eine Ausnahme bildet Susanne – sie fühlt sich subjektiv auch heute nicht missbraucht. Deshalb soll Susannes Fallgeschichte noch einmal in einem gesonderten Kapitel »Susanne – ein Kontrastfall?« besprochen werden.

Die Therapeuten

Aus den Fallgeschichten wurden die Informationen herausgezogen, die Aufschluss über die Therapeuten geben können. Informationen zu den Therapeuten wurden nicht explizit erfragt, da das Interesse in erster Linie darauf gerichtet war, in Erfahrung zu bringen, wie die Patientinnen die grenzüberschreitenden Therapien erlebt haben und wie die Dynamik solcher Behandlungen sich gestaltet. Es sind jedoch wichtige zusätzliche Informationen, sozusagen »Informationen aus zweiter Hand«, zum Verständnis der Behandlungsverläufe und der Interaktion zwischen Therapeut und Patientin in den Berichten enthalten.

Vergleicht man die Informationen über die Person und das Verhalten der Therapeuten mit den im »Forschungsbericht« (Fischer et al., 1995, S. 62–83) dargestellten »Risikovariablen« von Therapeuten, so gleichen die hier gefundenen Daten in folgenden Punkten den Befunden des Forschungsberichts:

1. Die durchschnittliche Altersdifferenz ist beträchtlich (ca. 15 Jahre) und lässt die Feststellung zu, dass häufig die Konstellation älterer Therapeut – junge Patientin anzutreffen ist und demnach die Therapeuten überwiegend keine Berufsanfänger sind (in der vorliegenden Untersuchung war unter zwölf Therapeuten ein Berufsanfänger).
2. Die Therapeuten sind wenigstens zur Hälfte für die Patientinnen anfangs als Mann nicht attraktiv.
3. Die mehr oder weniger gründliche Ausbildung oder »Therapieschule« scheint keinen Ausschlag zu geben, ob ein Therapeut sexuelle Übergriffe begeht. In der Gestalttherapieszene der 60er und 70er Jahre scheint es allerdings im Gegensatz zu anderen Therapierichtungen durchaus üblich gewesen zu sein, zu Ausbildungskandidatinnen und Patientinnen sexuellen Kontakt aufzunehmen (vgl. Greta, Sigrid, Ulrike).
4. Ein narzisstisches Defizit bei den Therapeuten oder entsprechend überhöhte Einschätzungen der eigenen Person sind regelmäßige Wirkfaktoren in Missbrauchstherapien.
5. Auffallend häufig sind sexuelle Schwierigkeiten der Therapeuten zu verzeichnen, in der vorliegenden Untersuchung in weit mehr als der Hälfte der Fälle.
6. Nur wenige Therapeuten scheinen ein Schuldbewusstsein zu entwickeln und mit Bedauern auf das Vorgefallene zu reagieren. Die meisten schieben die Verantwortung auf die Patientinnen und arbeiten mit Schuldzuweisungen, nur Kathrins Therapeut reagierte mit einem Eingeständnis.

Ein überraschendes Ergebnis der vorliegenden Studie ist die Tatsache, dass der weit überwiegende Teil der Therapeuten (zehn von zwölf) sogenannte Wiederholungstäter sind, bei denen situative Bedingungen kaum eine Rolle spielten oder höchstens zusätzlich (vgl. die Therapeuten von Greta und Nora: Trennungen aus Ehe oder Partnerschaft) für den Übergriff verantwortlich waren. Bei nur einem Therapeuten (Kathrin) war wahrscheinlich eine instabile und krisenhafte Lebenssituation für die Bereitschaft, sexuellen Kontakt mit der Patientin aufzunehmen, verantwortlich. Dies deckt sich mit Befunden von Holroyd und Brodsky (1977), die herausfanden, dass etwa 75 bis 80 Prozent der Therapeuten zum wiederholten Mal in Behandlungen sexuellen Kontakt zu Patientinnen eingegangen waren. In der Untersuchung von Fischer et al. (1995) wussten hingegen von sechzig per Fragebogen untersuchten Probandinnen zum Zeitpunkt der Befragung nur neun von weiteren sexuellen Aktivitäten ihrer Therapeuten.

Die Therapeuten in den hier untersuchten Behandlungsverläufen waren fast ausnahmslos Wiederholungstäter, die schwere Persönlichkeitsstörungen erkennen ließen. Wie in den Fallgeschichten beschrieben, gehörten Spaltung, Verleugnung, projektive Schuldzuweisung, Wahrnehmungsverdrehungen, narzisstische Bedürftigkeit und ganz allgemein Schwierigkeiten mit der Sexualität zu ihren Persönlichkeitsmerkmalen. »Doppeldenk« war dabei ein wesentlicher Mechanismus, der den Therapeuten dazu verhalf, rücksichtslos ihr Defizit auffüllen zu können. Teilt man die Therapeuten-Typen nach Fischer und Becker-Fischer (1994) vereinfachend in einen *Rachetypus* und einen *Wunscherfüllungstypus* ein – wobei Überschneidungen zu erwarten sind –, so zählen die Therapeuten von Ingrid, Else, Kathrin, Greta (der zweite Behandler), Sigrid und Susanne eher zu den Wunscherfüllungstypen und die Therapeuten von Greta (der erste Behandler), Nora, Lara, Herta, Lisa und Ulrike eher zu den Rachetypen. Letztere trieben die Patientinnen in sehr starke Ohnmachtsgefühle und demütigende Situationen. Greta, die in zwei aufeinanderfolgenden Therapien missbraucht wurde, stieß erst auf einen sogenannten »Rachetypus« und dann auf den sogenannten »Wunscherfüllungstypus« und drückte es folgendermaßen aus: »... dagegen ist der Herr B. ja absolut gesund gegen den hier ...«

»Richtig krank« ist nach Meinung Gretas der »Rachetypus«, den sie folgendermaßen beschreibt: »Aber ich habe mit dem nie einen Spaziergang gemacht oder bin mit dem im Restaurant gewesen oder so. Das war nie, und es war auch nie von Beziehung die Rede, nie. Der hat mich nicht einmal mit meinem Namen angeredet, zum Beispiel. Das war total distanziert. Der hat mit mir ein absolutes Katz-und-Maus-Spiel gespielt.«

Aller Erfahrung nach ist den Wiederholungstätern mit Auflagen, sich noch einmal einer Therapie zu unterziehen, kaum beizukommen, da sie in der Regel nicht einsichtsfähig und somit therapieresistent sind. Auch in diesem Punkt ähneln sie den Tätern bei intrafamiliärem sexuellem Missbrauch (vgl. Hirsch, 1994).

Susanne – ein Kontrastfall?

In der vorliegenden Studie ist Susanne insofern ein Kontrastfall, als sie die einzige Patientin ist, die ganz dezidiert von sich sagt, dass sie sich durch die sexuelle Kontaktaufnahme des Therapeuten nicht missbraucht fühlt. Sigrid schwankt zwar in der Beurteilung, ob das, was ihr widerfahren ist, als sexueller Missbrauch zu bezeichnen sei, doch nur Susanne bezeichnet sich explizit als nicht missbraucht. Susannes Fall steht aber nicht im Kontrast zu den anderen Fällen in dem Sinn, dass Susanne hätte zeigen können, ihr hätte im Gegensatz zu den anderen Patientinnen die missbräuchliche Therapie geholfen und sie hätte langfristig davon profitiert. Vielmehr fehlt ihr das Gefühl dafür, dass es sich um einen Missbrauch gehandelt hat.

Im Folgenden soll aufgezeigt werden, mit welchen Mitteln Susanne ein subjektives Gefühl aufrechterhalten kann, nicht missbraucht worden zu sein.

Wesentliche Elemente in der Verarbeitung der Erlebnisse bei Susanne scheinen zu sein, dass sie, obwohl sie sich durch den sexuellen Kontakt narzisstisch aufgewertet fühlte, starke Kontaktwünsche hatte und eine gewisse Naivität benennt, nicht in den Therapeuten verliebt war, ihn nicht idealisierte und auch keinen Beziehungswunsch zu ihm entwickelt hatte. Außerdem hatte sie bewusst zu keiner Zeit das Gefühl gehabt, an etwas schuldig zu sein. Dies steht im Gegensatz zu den anderen Berichten, bei denen die narzisstische Aufwertung immer entweder mit Liebesgefühlen, einem Beziehungswunsch, Schuldgefühlen oder einer Idealisierung der Person des Therapeuten einherging. Während der laufenden Therapie hat sich Susanne durchgehend eine Art »Doppeldenk-Gefühl« erhalten: sich zwar abhängig, aber gleichzeitig auch unabhängig zu fühlen. Sie konnte die sexuelle Bedürftigkeit des Therapeuten von Anfang an realisieren, ohne sie durch Idealisierung verleugnen zu müssen. In der Rollenumkehr hat sie dem Therapeuten das Gefühl gegeben, dass für sie die Sexualität mit ihm etwas Besonderes sei, damit er sich bestätigt fühlen konnte, obwohl sie es selbst gar nicht so empfunden hatte. Aber die Sexualität war auch nicht unangenehm für sie, eigentlich ganz und gar von ihren Versorgungswünschen bestimmt – viel mehr als von sexueller Lust. Das Machtgefühl, das sie aus diesem »Versteckspiel« gewann, indem sie so tat, als sei die Sexualität mit ihm ein Erlebnis, half Susanne, ihre eigene Abhängigkeit nicht spüren zu müssen. Im Gegensatz zu Greta, die als einzige der interviewten Frauen auch ein gewisses Machtgefühl ihrem zweiten Behandler gegenüber benannt hat, hat sie aber keinen Beziehungswunsch gehabt. So hat sie sich zwar vor groben Enttäuschungen schützen können, andererseits aber als einzige Patientin »Doppeldenk« bis heute nicht aufgeben können. Die

Illusion, die »Einzige« gewesen zu sein, hielt sie ebenfalls aufrecht, auch wenn das nur die Vorstellung betraf, die erste Patientin gewesen zu sein, mit der er die sexuelle Grenzüberschreitung in der Therapie praktiziert hatte. Der bei Susanne lebensgeschichtlich bedingte Druck, sich an Menschen anzupassen, von denen sie ein bisschen Aufmerksamkeit, Zuwendung und Körperkontakt bekommen kann, wurde deutlich. Sie wuchs in einem sehr gewalttätigen Familienklima auf und hat, nachdem der Therapeut Sexualität in den Sitzungen mit ihr praktiziert hatte, die Therapiesituation dazu genutzt, ihn sich wohlfühlen zu lassen, damit sie etwas bekommen konnte: »... dass ich sehr diszipliniert bin, und ich habe kein Theater gemacht, ich habe keine Forderungen gestellt, ich war sehr berechenbar in meinen Reaktionen, ich war sehr nett, sehr friedlich, freundlich, dankbar vielleicht so in seinen Augen, pflegeleicht, für ihn angenehm als Umgang, weil ich war auch lustig und witzig, und es war entspannt und locker so der Umgang miteinander, also er hat keine Probleme gehabt so durch mich.«

Dazu gehörte dann auch, keinerlei Forderungen zu stellen und nicht anspruchsvoll zu sein. Es war aber kein bewusster Akt von ihr, der als solcher auch nicht aufrechtzuerhalten gewesen wäre. Dass die eigentliche Therapie nach seinem überraschenden Übergriff beendet war, ist ihren Schilderungen zu entnehmen – der Verrat darf bis heute nicht realisiert werden. Die Ohnmachts- und Wutgefühle würden Susanne wahrscheinlich überschwemmen – davor schützt sie sich. Diese Interpretation kann deshalb gemacht werden, da sie weder sagt, dass ihr diese Therapie geholfen hat, noch dafür plädiert, dass in manchen Fällen Sexualität mit einem Therapeuten heilsam sein könnte. Sie ist ganz strikt für das Einhalten des Abstinenzgebots: »Das – für mich ist es einfach ein Tabu und muss ein Tabu sein, sonst kann die ganze Psychotherapie irgendwann einpacken.« Sie sagt selbst, wenn sie darüber nachdenkt, dass es ein Übergriff war, aber sie fühlt es nicht.

Insofern gilt auch für die Frage, ob Susanne ein Kontrastfall ist, eine doppelte Antwort: ja, weil Susanne sich subjektiv nicht missbraucht fühlt, und nein, weil der Missbrauch durch den Therapeuten nicht im Kontrast zu den Übergriffen der anderen Therapeuten der vorliegenden Fälle steht.

Auswirkungen des Missbrauchs auf die Symptomatik der Patientinnen

In Tabelle 1 wird aufgezeigt, welche Beschwerden die Patientinnen damals eine Therapie aufsuchen ließen.

Tabelle 1: Beschwerden (Symptomatik)

Pat.	Beschwerden
Ingrid	Keine konkreten Angaben Der Therapeut stellt im Erstgespräch fest, dass ihre Probleme sexueller Art seien. Wenn sie sexuell aktiv sein könne, dann würden sich ihre anderen Probleme erledigen.
Else	Angst- und später Schwindelsymptomatik
Kathrin	starke Magenschmerzen ohne organischen Befund, Essprobleme, Angstsymptomatik Abbruch einer Behandlung in einer psychosomatischen Klinik
Greta	Wegen der schwierigen Geburt des ersten Kindes Angst vor der Geburt des zweiten Kindes; »wahnsinnige« Angst vor der Periduralanästhesie
Greta	Folgesymptome nach sexuellem Missbrauch während einer Geburtsvorbereitungsbehandlung durch den Gynäkologen und Psychotherapeuten: schwere Depressionen, Verwirrungen, Unfähigkeit, den Alltag zu bewältigen
Nora	Essprobleme, Eheprobleme, unerfüllte Liebe in ein fernes Idol (Schlagersänger), Suizidalität
Lara	Beginnende schwere Essstörung; Migräneanfälle, Sehstörungen, Eheprobleme
Herta	Bulimie, psychosomatische Beschwerden (Kopfschmerzen, Rückenschmerzen)
Sigrid	Psychosomatische Beschwerden (Herzjagen, Angstzustände, Erstickungsgefühle)
Lisa	Lehranalyse im Rahmen der psychoanalytischen Ausbildung
Ulrike	Gestalttherapieausbildung (Lebenskrise)
Susanne	Depressionen und ein Zusammenbruch im Beruf

Psychosomatische Beschwerden, angstneurotische Symptome und Depressionen sind die überwiegenden Anlässe für den Therapiewunsch. Ulrike, eine der beiden Patientinnen, die sich in therapeutischer Ausbildung befanden, war zum Zeitpunkt des Übergriffs in einer privat und beruflich sehr angespannten Situation.

Tabelle 2 soll zeigen, wie sich die Behandlung auf die Beschwerden (Symptome) der Patientinnen ausgewirkt hat.

Tabelle 2: Veränderung der Beschwerden (Symptome)

	Symptom-verbesserung	**Symptom-verschlechterung**	**neue Symptome**	**Folge-ther.**
I.		Verstärkung der Identitäts- und Partnerprobleme während und nach der Behandlung		x
E.		Angstzustände nehmen während der Behandlung gravierend zu	Wahrnehmungsprobleme, Verwirrtsein	x
K.	K. fühlt sich in den ersten Monaten angenommen und verstanden.	Im weiteren Verlauf der Therapie suizidale Zustände und Einschränkung des Lebensradius; K. gibt den Beruf auf und geht kaum noch aus dem Haus. Magenschmerzen treten wieder auf.	Die Beziehung zum Therapeuten wird zu ihrem Hauptlebensproblem.	x
G. (1)	G. übersteht die Geburt des zweiten Kindes besser.	Nach der Geburt starke Unterbauchbeschwerden und Blutungen weit über die Wochenbettzeit hinaus	Nach der missbräuchlichen Geburtsvorbereitungsbehandlung gerät G. in einen »inneren Ausnahmezustand« und eine psychische Abhängigkeit vom Therapeuten.	x
G. (2)	Rückgang der Beschwerden nach Therapiebeginn	Die Abhängigkeit vom ersten Therapeuten wird durch die Abhängigkeit vom zweiten Therapeuten abgelöst.	Suizidalität nach Beziehungsende; alte Symptome werden wieder virulent	x
N.		Verlagerung der unerfüllten Verliebtheit in ein Idol auf den Therapeuten; Essprobleme verstärken sich	Die Beziehung zum Therapeuten wird das Hauptlebensproblem von N.	x
La.	L. fühlt sich anfangs aufgehoben und verstanden.		Plötzliche Angstzustände und Panikattacken während der Behandlung aus heiterem Himmel; Ver-	x

			schreibung von Psychopharmaka	
H.			Entwicklung einer Angstsymptomatik während der Therapie; gravierende Wahrnehmungsprobleme	x
Si.	S. fühlt sich aufgehoben und Verstanden.	Symptomverschlechterung nach Beziehungsende	Gravierende Wahrnehmungs- und Selbstwertprobleme	x
Li.	L. fühlt sich zu Therapiebeginn aufgewertet.	Psychische Labilisierung, zeitweilige Gangstörung, Angst verrückt zu werden	Wahrnehmungsprobleme, Verwirrtsein	x
U.	U. fühlt sich anfänglich ernstgenommen und aufgewertet.	U. ist in der Ausbildungsgruppe nur noch bedingt lernfähig und nicht mehr integriert; Beziehung wird immer mehr zum Lebensproblem	Nach Beendigung der Beziehung Suizidalität und schwere Lebenskrise	x
Su.	Zeitweilige Symptomverbesserung während der Behandlung	Anhaltende Lebensprobleme und Selbstwertproblematik	Kann den Missbrauch emotional nicht realisieren	x

Es fällt auf, dass in acht von zwölf Fällen eine anfängliche Besserung der Symptomatik zu verzeichnen ist. Sie betrifft im Wesentlichen die Patientinnen, die sich zu Beginn der Therapie durch die »besondere« Zuwendung der Therapeuten aufgewertet fühlten. Im Fortgang der Therapien ist aber ganz regelmäßig nicht nur eine Symptomverschlechterung zu verzeichnen, sondern auch das Hinzukommen weiterer Symptome wie neue Ängste, psychische Labilisierung und Suizidalität. In den Fällen, in denen es nicht zu manifesten Übergriffen in Form von Geschlechtsverkehr gekommen ist, sind anhaltende Wahrnehmungsprobleme und gravierendes Verwirrtsein die augenfälligsten Folgesymptome. In drei Fällen wird während laufender Behandlung die Beziehung zum Therapeuten zum Hauptlebensproblem. Derart gravierende Symptomverschlechterungen und -veränderungen als Folgeschäden von Missbrauchsbehandlungen decken sich mit denen anderer Untersuchungen (z.B. Chesler, 1972/1989; Apfel & Simon, 1985; Fischer et al., 1995) und Erfahrungsberichte (vgl. Anonyma, 1988; Augerolles, 1991).

Alle interviewten Patientinnen haben sich nach Beendigung der Therapien in eine weitere Therapie begeben. Sigrid und Susanne haben allerdings die anschließenden Therapien nicht als Folgetherapien auf einen sexuellen Missbrauch verstanden, sondern ihre schlechte Befindlichkeit mit ihren weiterhin bestehenden Lebensproblemen in Zusammenhang gebracht.

Diskussion

Vergleich von Missbrauch in Therapien mit familiärem Missbrauch

Von mehreren Autoren wurde die These vertreten, dass sexueller Missbrauch in Therapien sowohl psychodynamisch als auch in Bezug auf die Folgeerscheinungen dem inzestuösen Kindheitsmissbrauch ähnlich ist (z. B. Chesler, 1972/1989; Schoener et al., 1989; Wirtz, 1989; Hirsch, 1993 und 2012; Fischer et al., 1995). Es soll aufgezeigt werden, welche Ergebnisse der vorliegenden Studie der Dynamik familiären Inzests ähneln beziehungsweise mit ihr übereinstimmen. Allerdings handelt es sich im Fall des sexuellen Missbrauchs in Therapien um eine Beziehung zwischen zwei erwachsenen Menschen. Im Gegensatz zu einem Kind wussten die erwachsenen Patientinnen, was Sexualität ist, sie konnten aber, wie im Einzelfall und im Vergleich der Fälle deutlich wurde, genauso wenig wie ein Kind abschätzen, welche Auswirkungen das Einlassen auf die sexuelle Ebene für sie haben würde (Hirsch, 1993).

Asymmetrie der Beziehung

Die Asymmetrie der therapeutischen Situation mit ihrem Machtgefälle lässt Bedürfnisse, Wünsche, aber auch Befürchtungen in der Patientin wach werden, die denen gleichkommen, die ein Kind an die Eltern richtet. Bei familiärem Missbrauch gehen die Wünsche des Kindes mit einer »Sprachverwirrung« (Ferenczi, 1933) durch den missbrauchenden Elternteil einher. Ferenczi drückt es folgendermaßen aus: »Sie [die missbrauchenden Erwachsenen] verwechseln die Spielereien der Kinder mit den Wünschen einer sexuell reifen Person oder lassen sich, ohne Rücksicht auf die Folgen, zu Sexualakten hinreißen« (S. 308). Er führt weiter aus, dass die überwältigende Kraft der Autorität des Erwachsenen die Kinder sich nicht wehren lasse, sie stumm mache, wenn das Spiel in den Ernst einer Missbrauchshandlung umschlägt. Durch die Identifizierung mit dem Erwachsenen werde weiterhin aber auch das Schuldgefühl des Erwachsenen auf das Kind übertragen. Ferenczi drückt es folgendermaßen aus:

> »Doch die bedeutsamste Wandlung, die die ängstliche Identifizierung mit dem erwachsenen Partner im Seelenleben des Kindes hervorruft, ist die Introjektion des Schuldgefühls des Erwachsenen, das ein bisher harmloses Spiel als strafwürdige Handlung erscheinen läßt. Erholt sich das Kind nach solcher Attacke, so fühlt es sich ungeheuer konfus, eigentlich schon gespalten, schuldlos und schuldig zugleich, ja mit gebrochenem Vertrauen zur Aussage der eigenen Sinne« (ebd.).

Diese Aussagen Ferenczis sind bei der weiteren Erforschung inzestuösen Missbrauchs vielfach bestätigt worden (vgl. Shengold, 1979; Herman, 1994; Hirsch, 1994). Dass ihnen für die Dynamik von Missbrauchstherapien eine ebensolche Bedeutung zukommt, konnte der Fallvergleich zeigen: Das von Ferenczi benannte Sich-schuldlos-schuldig-Fühlen und die Verwirrung sind bereits ausgeprägt, ohne dass es zu manifesten sexuellen Übergriffen kommen muss, der Anpassungsdruck an eine Autorität und das Gespaltensein (»Doppeldenk«) sind durchgängige Phänomene.

Else beschreibt, wie sie selbst nach Therapieende in dem von ihr herbeigeführten Abschlussgespräch mit dem Therapeuten nicht in der Lage war, ihre Wut über seine Sexualisierungen in der Therapie anzusprechen und loszuwerden: »Ich sage, ja ich will da hin und es ging nicht. Ich saß da und war wieder in dieser Beklemmung drin, dass ich das, was ich eigentlich sagen wollte, einfach nicht aussprechen konnte.« Greta drückt den Anpassungsdruck und die Abhängigkeit so aus: »Nur, diesen Aspekt der Abhängigkeit klar zu machen, Außenstehenden. Das ist ungeheuer schwer. Fast alle Leute, egal ob Männer oder Frauen, ob klug oder nicht klug, sagen als erstes, wenn sie davon hören: Wieso hat die dem nicht auf die Finger gehauen und hat gesagt, bleib mir von der Pelle.«

Missbrauch ödipaler Wünsche in der Übertragung anstelle ihrer Anerkennung und Bestätigung

Die Entwicklung ödipaler Wünsche ist ein wichtiger Schritt in der Identitätsentwicklung von Kindern beziehungsweise, im Zusammenhang mit dem vorliegenden Thema, von kleinen Mädchen. Vereinfachend zusammengefasst begründet sich das Selbstwertgefühl der Frau als sexuellem Wesen nicht nur in Identifikation mit der Mutter, sondern auch spiegelnd in den Augen des Vaters. Olivier (1980) beschreibt den für viele Mädchen fehlenden Vater der Kindheit und das Fehlen des väterlichen Blicks:

> »Beim Mädchen scheint das Fehlen des väterlichen Blickes im frühen Lebensalter ein sexuelles Minderwertigkeitsgefühl zu erzeugen, einen ständigen Zweifel an der Identität, den es im Erwachsenenalter immer auszuräumen, immer wieder durch den Blick eines anderen zu beheben gilt« (S. 85; vgl. dazu auch Pahl, 1991).

Wie fruchtbar es sein kann, wenn ein Therapeut für eine weibliche Patientin auch ein geschlechtliches »Gegenüber« sein kann (das soll heißen, dass er sich seiner Position und Rolle sicher ist; vgl. Sies, 1995), und erotische Wünsche sowohl von einer Patientin wie von einem Therapeuten zugelassen und erlebt, aber nicht ausgelebt werden sollen und können, beschreibt Searles (1959) eindrücklich anhand von Fallstudien. Für den Therapeuten gilt wie für den Vater, dass er seine Wünsche und Fantasien vor der Patientin nicht benennen oder an sie herantragen darf, sondern dass er sie in ihrer Erlebensqualität für den therapeutischen Prozess für die Patientin nutzbar machen muss. Für Searles ist es sogar das Zeichen einer gelungenen Therapie, wenn ein Therapeut in der Lage war, verschiedene Liebesgefühle, durchaus auch begleitet von Gefühlen der Frustration, Eifersucht, Wehmut und Trennungsangst, zuzulassen, die nicht nur einer präödipalen, sondern auch einer ödipal-genitalen Ebene entspringen:

> »I am stressing the point, that before an analysis can properly terminate, the analyst must have experienced a resolution of his countertransference to the patient as being a deeply beloved, and desired, figure not only on this *infantile* level which Weigert has emphasized valuably, but also on an *oedipal-genital* level« (S. 181).

Was sich dagegen in Missbrauchstherapien abspielt, konnte im Fallvergleich in der Interdependenz von »Die Einzige sein« und »Dreieckskonstellationen« gezeigt werden – die Ähnlichkeit zu familiärem Missbrauch ist augenfällig: Wie ein Inzest-Vater verkennt der missbrauchende Therapeut die Realität der asymmetrischen Beziehung und beantwortet mögliche ödipale Wünsche der Patientin eigennützig mit ausagierter Sexualität. Damit vernichtet er die Möglichkeit, dass die Patientin sich in einer Art »Übergangsraum« (vgl. Flaake & King, 1992) zwischen Fantasie und Wirklichkeit spielerisch erproben kann. Der Therapeut führt seine sexuellen Bedingungen in diesen Raum ein, in einigen Fällen auch ohne dass die Patientin sich auf eine sexuelle Beziehung einlässt. Die Äußerungen von Herta, die unter anderem in ihrer Ehe mit sexuellen Schwierigkeiten zu kämpfen hatte, machen dies deutlich: »Ich habe immer sehr gerne – was das Problem war – er [der Therapeut] sieht halt gern kurze Röcke, er sieht halt gern was, und ich bin, ich bin Skorpion, ich ziehe meine Jeans an und bin dann auch zufrieden. … und dann hat er gesagt: Ein Mann sieht halt gern, wenn eine Frau schön verpackt ist.« Oder die Äußerungen des Therapeuten von Lisa: »Wie schön es doch sei für den Mann, etwas in die Frau hineingeben zu können, und wie schön es doch für die Frau sein muss, etwas von dem Mann in sich herumzutragen. Und das malte er aber so aus, dass ich mir dachte, warum erzählt er mir das …«

Sexualität – ein als Liebe erscheinender Akt der Aggression

Schon die zerstörerische Wirkung, die familiärer und therapeutischer Missbrauch auf Kinder und Patientinnen hat, ist ein Hinweis darauf, dass es sich in beiden Fällen um zerstörerische Aggressionen unter dem Deckmantel der Liebe handelt. Der missbrauchende Therapeut verkennt nicht nur, wie oben ausgeführt, den Wunsch der Patientin, in ihrer Weiblichkeit anerkannt zu werden, sondern zerstört die Patientin auch in ihrer weiblichen Identität. Verrat und Zerstörung der therapeutischen Beziehung wird mit der scheinbaren Aufwertung der Patientin durch den sexuellen oder sexualisierten Kontakt unheilvoll gekoppelt. Hat sich die Patientin auf eine sexuelle Beziehung und die damit verbundenen Versprechungen eingelassen, so folgt in einem nächsten Schritt häufig die brutale Abgrenzung von ihr durch das Einführen von Dreieckskonstellationen. Hier wird bei den Therapeuten »Doppeldenk« deutlich, was die Patientinnen einerseits durch ihre »Liebe« bestätigten, sie auch idealisierten (vgl. Kurt, der von seiner Patientin als einer ungewöhnlich intelligenten, attraktiven Frau mit »dem guten, schönen und klaren Gesicht« spricht), andererseits benutzten und ablegten »wie ein Stück Papier«. Wie der Inzest-Vater, der in das ödipale Dreieck »Vater – Mutter – Tochter« durch sein sexuelles Agieren eine destruktive Rivalitätsdimension zwischen zwei Frauen einführt, haben diese Therapeuten Konkurrenzverhältnisse zwischen den Patientinnen und anderen Patientinnen sowie Ehefrauen und Freundinnen aufgebaut, in der die Patientinnen letztlich die Verliererinnen waren. Langfristig führte dies dazu, dass sie sich unter Schmerzen aus der Therapie oder Beziehung lösten, indem sie in der Annahme, die Einzige zu sein, sich getäuscht fanden.

Da bei einigen Therapeuten extreme sexuelle Schwierigkeiten vorlagen, solche bei anderen zu vermuten waren und generell das Bestreben, mit einer abhängigen Patientin eine sexuelle Beziehung einzugehen, auf Störungen der sexuellen männlichen Identität der Therapeuten schließen lässt (wieder ähnlich dem Inzestagieren), liegt die Vermutung nahe, dass die Therapeuten ihre Angst vor einer reifen sexuellen Beziehung zwischen gleichwertigen Partnern jeweils entweder durch das Aufrechterhalten des therapeutischen Settings (Hirsch, 1993) oder das Einführen einer weiteren Beziehung zu einer oder mehreren Frauen in Schach halten mussten. Sowohl »Symbiosesehnsucht« (vgl. Cormier et al., 1962; Moser, 1991; Rutter, 1991) als auch Abwehr derselben (Hirsch, 1993) charakterisieren diese Therapeuten. Die Symbiosesehnsucht kann durch die exklusive Nähe einer sexuellen Beziehung innerhalb eines therapeutischen Settings gestillt und die Symbioseangst, wie von Ingrid, Kathrin, Greta, Sigrid, Lisa, Ulrike und Susanne beschrieben, durch das Entgegensetzen anderer Beziehungen in Form eines Dreiecks gebannt werden.

Wie bei der Auswertung des Berichts von Kurt herausgearbeitet werden konnte, hatte der Therapeut in seinen Schilderungen seine sexuellen Beziehungen zu anderen Patientinnen nur am Rande erwähnt, wahrscheinlich sind ihm die Übergriffe in ihrer Qualität als aggressive Akte völlig unbewusst. Wohl aber konnte er sagen, dass ihn die Beziehung mit der Patientin im weiteren Verlauf vollkommen überforderte, eben weil das therapeutische Setting als Schutz wegfiel und seine Verschmelzungsangst, der Patientin wie einem archaischen Mutterobjekt ausgeliefert zu sein, ihn zu überschwemmen drohte. Er sagt selbst zu der Patientin: »Du machst mich kaputt«, und schildert seine Überforderung mit folgenden Worten: »Ich war also, am Ende war ich von der Beziehung und den Ansprüchen, die sie stellte und die Art und Weise, wie das sich gestaltete in die Nacht hinein, war ich physisch und psychisch überfordert und musste mich gleichsam aus Notwehr abgrenzen, ich sagte, ich kann das nicht mehr mitmachen.« Im Falle Kurts hat sich die Aggression, die in der sexuellen Grenzüberschreitung lag, gegen ihn gekehrt, denn dadurch, dass die Patientin (mit gutem Recht) darauf gedrungen hat, dass er berufliche Konsequenzen aus seinem jahrelangen vielfältigen sexuellen Agieren in Therapien ziehen musste, ist in der Realität das eingetreten, was er in der Fantasie befürchtet und durch das sexuelle Agieren versucht hat abzuwehren: von einer (nunmehr) mächtigen Frau zerstört zu werden. Greta drückt es aus ihrer Sicht folgendermaßen aus: »Ich glaube, die denken beide heute, die Greta, diese alte Hexe, dieses freche Biest, ne. Erst wickelt sie uns ein und dann zeigt sie uns an. So werden die denken. Das ist aber furchtbar, ne. Also das Schlimme ist ja vor allen Dingen, die schaffen ja wirklich Opfer, ne. Wenn sie … für sich ein bisschen schlechten Charakter hätten, da könnten sie ja von mir aus so durchs Leben gehen, aber wenn die andere Leben so zerstörerisch berühren, ... so was geht doch nicht und dann über solche Berufe – helfende, heilende Berufe.«

Wünsche der Patientin nach Schutz und Geborgenheit werden sexuell beantwortet

In Missbrauchstherapien werden nicht nur falsche Antworten auf die Wünsche der Frauen gegeben, in ihrer Weiblichkeit wahrgenommen und geachtet zu werden, sondern auch sogenannte frühkindliche Wünsche der Patientinnen nach Schutz und Geborgenheit inadäquat beantwortet. Auf mögliche Trennungs- und Verlassenheitsängste, die auch mit früheren traumatischen Erfahrungen verbunden sein können, muss der Therapeut empathisch und stützend eingehen können. In Psychotherapien entstehen solche Gefühle bei Klienten besonders häufig vor oder nach Therapiepausen, die meist vom Therapeuten gesetzt werden. In der vorliegenden Untersuchung schilderten sieben der Patientinnen Situationen, in denen direkt auf den eben beschriebenen psychischen Zustand ein sexualisiertes oder sexuelles Angebot des Therapeuten erfolgte. Später soll aufgezeigt werden, dass solche Antworten von männlichen Therapeuten auch in der gesellschaftlich bedingten Geschlechtsspezifität verankert sein können – eine verletzliche Frau kann für einen Mann besonders attraktiv sein (vgl. L. Benjamin, 1993).

Abgesehen von einem möglichen geschlechtsrollenspezifischen Moment kann vermutet werden, dass die Therapeuten in ihrer eigenen Geschichte Verletzungen im Sinne von sexualisierten Antworten von Eltern oder anderen Autoritätspersonen erleben mussten, ohne sie je aufgearbeitet zu haben. Von Inzest-Tätern ist bekannt, dass sie häufig selbst erlebten Missbrauch oder traumatische Verlassenheitserfahrungen ihrer Kindheit in Form des sexuellen Missbrauchs an die folgende Generation weiterreichen (vgl. Westermeyer, 1978; Weiner, 1992; Gutheil & Avery, 1977). Von den Töchtern wiederum weiß man, dass diese schon deshalb verwirrt und gespalten auf die »Zuwendung« der Väter reagieren, da sie insgesamt bedürftig sind und bereits früh ein Defizit an emotionaler Zuwendung erlitten haben (Hirsch, 1994). Hier gleicht der therapeutische Missbrauch wieder dem familiären.

Einer der befragten Patientinnen, Greta, war bekannt geworden, dass beide Therapeuten selbst sexuelle Missbrauchserfahrungen in der Kindheit erlitten hatten. Der eine hatte, wie erwähnt, seinen lebensgeschichtlich bedingten Frauenhass in Form einer »besonderen« Zuwendung an die schwangere Patientin weitergegeben, der andere Therapeut hat seine Missbrauchserfahrungen als Kind mit einem katholischen Priester bis heute nicht infrage gestellt. Bei der Mehrzahl der anderen Therapeuten dieser Untersuchung kann vermutet werden, dass wahrscheinlich eigene problematische Vorerfahrungen gemacht wurden, da die Therapeuten in neun Fällen nicht in der Lage waren, Missbrauchserfahrungen der Patientinnen aufzugreifen und zu bearbeiten.

Die vermutete Bedürftigkeit bei den missbrauchenden Therapeuten, die in ihrem narzisstischen Defizit und ihren von anderen Beziehungsqualitäten abgespaltenen sexuellen Bedürfnissen zum Ausdruck kommt, und eigene sexuelle Übergriffserfahrungen in der Kindheit scheinen verantwortlich dafür zu sein, dass sie auf die bedürftige Lage der Patientinnen mit sexuellen Ansprüchen reagierten.

Die narzisstische Komponente

Wie ist es zu verstehen, dass alle hier vorgestellten Patientinnen, die sich emotional auf eine sexuelle oder sexuell getönte Beziehung zum Therapeuten einließen, ein Gefühl besonderer Wertschätzung und des Sich-geschmeichelt-Fühlens erlebten? Ist es so, wie Fischer et al. (1995) vermuten, dass dies gar kein besonderes Charakteristikum der einzelnen Frauen sei, da jede Patientin, die sich zu einer Therapie entschließt, an mangelndem Selbstwertgefühl leide und für Schmeicheleien offen sei, oder sind es auch spezielle Anteile der Patientin, die sie auf ein solches Angebot des Therapeuten eingehen oder selbst initiativ werden lassen?

Keine ausschließliche »Opfer-Identität« der Patientin

Die Frage, ob ein Beitrag der Patientinnen an der Missbrauchsbeziehung existiert, kann für die vorliegenden Fälle mit dem Hinweis auf ihre narzisstischen Anteile positiv beantwortet werden. Es konnte gezeigt werden, dass in diesen Fallgeschichten dem narzisstischen Anteil eine zentrale Bedeutung zukommt. Sowohl was »Die Einzige sein«, »Nicht die Einzige sein« als auch »Naivität« angeht, haben die Patientinnen ihren narzisstischen Anteil selbst herausgearbeitet und benannt. Das Anliegen, das durch die Benennung des eigenen Narzissmus zum Ausdruck kommt, entspringt nach Auffassung der Untersucherin nicht nur der Tatsache, illusionär der Ohnmacht eines ausschließlichen Opfer-Daseins etwas entgegensetzen zu wollen, sondern umgekehrt sogar einem emanzipatorischen Wunsch, sich als missbrauchte Frau nicht auf eine »Opfer-Identität« festlegen zu lassen. Das soll heißen, dass die Patientinnen meinen, dass sich durchaus nicht jede Frau in einer Therapie auf eine sexuelle Beziehung einlässt, wenn der Therapeut es nur will. In diesem Sinne sagt Greta, die auf die Mischung von starken Kontaktwünschen, dem Sich-geschmeichelt-Fühlen und schließlich der sexuellen Begegnung zu sprechen kommt: »Ich kann für mich nur sagen, ich war damals offensichtlich so gestrickt … Und mich hat er genau gepackt gekriegt, anders kann ich das nicht sagen.« Sie sagt weiter, dass sie heute aufgrund der schlimmen Vorerfahrungen geschützter sei, damals sei es ihre unglaubliche Naivität gewesen, die sie schutzlos gemacht habe. An anderer Stelle sagt sie: »Und die können es natürlich auch nicht mit allen Frauen, sind ja wahrscheinlich auch nur die Frauen, die sich in so einen Sog da ziehen lassen. Die Frauen, die sich da ganz nüchtern abgrenzen, die sind für solche Männer ja gar nicht interessant.«

Was genau jedoch bei den Patientinnen dazu führte, dass sie sich durch das sexuelle oder sexualisierende Moment bestätigt fühlten, konnte und sollte nicht erfragt werden, was erläutert werden soll: Als die Patientinnen in den Interviews von den ersten sexuellen Grenzüberschreitungen berichteten, fragte die Autorin in der Regel nach ihren damaligen Gefühlen, woraufhin die Patientinnen berichteten, sich geschmeichelt und sich als jemand Besonderes gefühlt zu haben, dass aber gleichzeitig auch ein Wissen vorhanden war, dass »das« jetzt eigentlich nicht sein dürfe. Es wäre einer intrusiven Grenzüberschreitung gleichgekommen, an dieser Stelle zu insistieren und weiter auf Erklärungen zu dringen, die die Wertschätzung durch das sexuelle Moment hätten verdeutlichen können. Außerdem ist eine größtenteils unbewusste Dynamik schwer zu erfragen.

An dieser diffizilen Nahtstelle scheinen sich die Patientinnen von denjenigen zu unterscheiden, die sich nicht auf eine solche Beziehung zum Therapeuten einließen. Bei den letztgenannten entwickelte sich keine Liebesabhängigkeit und kein Beziehungswunsch. Der missbrauchende Therapeut hat es umgekehrt aus seiner Warte formuliert (mit den Worten Gretas), als sie ihn fragte, wie er sicher sein könne, dass sie mit niemandem darüber spreche: »Och, ich gucke schon sehr genau hin, wen ich mir da aussuche. Und so ist das auch.«

Das narzisstische Zusammenspiel: »Ritter Blaubart« und »Unglückskind« – ein Exkurs

Die narzisstische Dynamik von Missbrauchstherapien, die von Hirsch (1993) postuliert wurde, konnte für acht der vorliegenden Fälle bestätigt werden. Welche Faktoren zu der narzisstischen Ansprechbarkeit auf sexueller Ebene allerdings im einzelnen jenseits familiären Missbrauchs oder einer gewissen Naivität bei den Patientinnen sowohl für deren Einlassen als auch dem Verweilen in der Situation führten, konnte in den Einzelfalldarstellungen nur ansatzweise anhand der biografischen Informationen herausgearbeitet werden, sodass hier Fragen offenbleiben.

In den anderen vier Fällen war anzunehmen, dass die Patientinnen den bewussten oder unbewussten »Test« der Therapeuten »nicht bestanden« hatten, ob mit ihnen eine sexuelle Beziehung möglich sei, und dass es deshalb auch nicht zu einem narzisstischen Zusammenspiel im realisierten Missbrauch kam. Aber auch in diesen Fällen wirkten sich die Sexualisierungen und versuchten Übergriffe verheerend auf die Patientinnen aus.

Bleiben die Fallgeschichten auch im einzelnen differenzierte Antworten zur Genese des narzisstischen Anteils bei den Therapeuten und den Patientinnen schuldig, so kann zur Illustration der ausgewerteten Behandlungsverläufe doch ein bildhafter Exkurs in die Sprache zweier Märchen gewagt werden, die die zugrundeliegende Dynamik verdeutlichen können.

Das Märchen vom »Ritter Blaubart« wurde bereits bei der Beschreibung von »Naivität« in der von Estés (1993, S. 44ff.) erzählten alten slawisch-französischen Variante erwähnt. Auf diese Variante beziehe ich mich auch im Folgenden, da hier die Verbindung von Naivität und Sich-auserwählt-Fühlen treffend zum Ausdruck kommt.

Bei den geschilderten Therapeuten und Kurt, dem interviewten Therapeuten, scheint es sich um narzisstische Männer mit gravierenden Persönlichkeitsstörungen zu handeln, die eine als Liebe verkleidete Form von Aggression mit den Patientinnen auslebten, die der Aggression eines Ritter Blaubarts nahekommt, der in einer verschlossenen Kammer in seinem Schloss unzählige Frauenleichen verbirgt. Dieser Ritter Blaubart soll ein gescheiterter Zauberer und Anhänger der schwarzen Magie gewesen sein. Jede neue Frau, die er heiratete, war des Todes, wenn sie die verbotene Tür der Kammer öffnete, hinter der die zerstückelten Leichen der Vorgängerinnen lagen, wodurch sie mit seiner Aggression bekannt wurde. Da er aber jeder neuen Frau alle Schlüssel des Schlosses zu jeder Kammer gab, schien er es darauf angelegt zu haben, dass die neue Braut in seiner Abwesenheit (er machte weite Reisen und ließ sie allein) die Kammer öffnen und die Leichen finden sollte. Der blaue Bart des Ritters, der den Schwestern merkwürdige, ja gruselige Gefühle einflößte, reichte nicht aus, um die jüngste Schwester vor einer Heirat zurückschrecken zu lassen. Bezeichnenderweise hatte er sie mit dem Versprechen geködert, sie zur »Königin in seinem Reich« zu machen, während er wohl längst ihre Ermordung geplant hatte für den Fall – der aber geradezu eintreten sollte –, dass sein Verbot übertreten würde. Sie musste erst die grausige Entdeckung der Frauenleichen machen, um seine destruktive Seite realisieren zu können.

Dieses Bild kommt der Dynamik in den geschilderten Missbrauchstherapien insofern nahe, als der »blaue Bart« der Therapeuten von den Patientinnen sehr wohl wahrgenommen wurde, aber das Versprechen, die Einzige zu sein, sie sozusagen auf einem Auge blind machte. Erst die Entdeckung, nicht die Einzige zu sein, ließ die Patientinnen das grausame Spiel erkennen, auf das sie sich eingelassen hatten. Vergleicht man die Aussagen Kurts mit dem Bild des Ritter Blaubart, so fällt auf, dass diesem die eigene Destruktion im Umgang mit den Patientinnen, mit denen er sexuelle Beziehungen aufnahm, vollkommen unbewusst zu sein scheint. Die zerstörten Frauen liegen in einer Kammer unter Verschluss, auch in seinem eigenen Erleben; sie werden sozusagen von den Patientinnen entdeckt, was sie ins Verderben führt. Der Therapeut will im Grunde zusammen mit seiner Destruktion geliebt werden, die er nur halb verbirgt. Grenzt sich die Patientin ab, wird sie »als Hexe verbrannt«, oder es wird wenigstens die Beziehung zerstört.

Ist im »Ritter Blaubart« die destruktive Seite männlicher Liebe und Gewalt und das naive Mitspielen einer Frau gestaltet, die zur »Königin« gemacht werden möchte, so wird im Märchen vom »Unglückskind« (eine ältere, in einer Handschrift der Brüder Grimm vorliegende Fassung des Märchens von »Schneewittchen«: Grimm, 1810/1812, S. 250f.) eine Tochter beschrieben, die einem narzisstischen Defizit der Eltern anheimfällt: der Destruktion eines Vaters, der ein von ihm erschaffenes Bild einer Tochter begehrt, und einer Mutter, die ein junges Mädchen (Tochter) umbringen will, weil ihr Mann das Mädchen inzestuös begehrt. Ein Graf wünscht sich auf einer Kutschfahrt ein »Mägdlein so weiß wie drei Haufen weißen Schnees« am Wegesrand, mit »so roten Wangen wie drei Gruben voll roten Bluts«, an denen sie vorüberfahren, und mit Haaren »so schwarz wie die Farbe von drei kohlschwarzen Raben«, die gerade über die Kutsche fliegen. Auf seinen Wunsch hin steht just ein solches Mädchen am Straßenrand (ähnlich wie im Pygmalionmythos: Er erschafft sich seine Wunschfrau). Der Graf lässt es einsteigen, aber die Gräfin trachtet dem Mädchen sogleich nach dem Leben, als sie sieht, wie schön es ist und wie es dem Grafen gefällt. Das Märchen erzählt eine um Inzest und Aussetzung kreisende Geschichte, die derjenigen des Ödipus analog ist, wobei es sich hier um eine Tochter handelt, die umgebracht werden soll, weil der Vater sie inzestuös liebt und die Mutter auf ihre Schönheit eifersüchtig ist. Dettmering (1987) bemerkt aber richtig, dass die Tochter eben nicht nur Opfer der Eifersucht der Mutter ist, sondern als vom Vater begehrte Tochter Opfer des Konflikts zweier Elternfiguren. So kennzeichnet das Märchen den Kreuzweg vieler Frauen als Töchter, dem Begehren des Vaters und der Eifersucht der Mutter anheimzufallen.

In einer anderen, älteren Version des Märchens vom »Unglückskind«, dem »Snewittchen« (Grimm, 1810/1812, S. 245f.), ist es ebenfalls die eigene Mutter (noch nicht die böse Stiefmutter wie in der späteren, allgemein bekannten Version), die den Spiegel befragt: »Spieglein, Spieglein an der Wand, wer ist die schönste Frau in dem ganzen Land?« Und das Spieglein antwortet allzeit: »Ihr, Frau Königin seyd die schönste Frau im Land.« Eines Tages aber, als die kleine Tochter Snewittchen sieben Jahre alt ist, erfährt die Mutter vom Spiegel: »Frau Königin, ihr seyd die Schönste hier, aber Snewittchen ist noch tausendmal schöner als ihr.« Danach trachtet die Mutter der Tochter nach dem Leben. Dass Snewittchen im Märchen zu diesem Zeitpunkt sieben Jahre alt ist, ist sicher kein Zufall und soll besagen, dass die ödipale Phase für Snewittchen mit einer Todesdrohung endet. Das narzisstische Defizit einer Mutter wird hier angesichts des Erblühens einer Tochter sichtbar. Dass die Königin und in der anderen Version der Graf ihr eigenes narzisstisches Defizit durch eine Tochter aufgefüllt haben möchten, kommt in beiden Märchenversionen zum Ausdruck. Sie erträumen sich jeweils ihr Kind, das schon vom Äußeren her genau ihren Vorstellungen entsprechen soll. Der Graf träumt auf einer Kutschfahrt, die Frau Königin beim Sticken am Fenster.

Weitergegeben wird das narzisstische Defizit im »wirklichen« Leben in entsprechenden Familien an die Töchter und kommt in der Frage der Töchter an einen »Spiegel« zum Ausdruck (von dessen Antwort sie sich ganz und gar abhängig machen), ob sie schön und begehrenswert sind. Bleibt man in dem Bild des Spiegels, so erscheint die Parallele nicht weit hergeholt, dass die missbrauchten Patientinnen die Frage nach ihrem »Wer bin ich?« dem Therapeuten wie einem Spiegel stellten. Die Antwort des Therapeuten war aber keine Hilfe zur Selbstreflexion. Seine Antwort lautete: »Durch mich und meine erotisierte und sexuelle Zuwendung bist du etwas Besonderes«, und auf einer untergründigen Ebene gibt der Spiegel (Therapeut) nicht nur eine verkehrte Antwort, sondern vertauscht das Spiegeln sogar: »Du sollst selbst mein Spiegel sein und mir sagen, dass ich ein begehrenswerter Mann bin.« Fängt die Patientin aber an, Ansprüche als eine wirkliche Frau an einen wirklichen Mann zu stellen, so gibt der Spiegel die Antwort, dass jetzt eine andere im Land die Schönste sei. Diese Antwort des Spiegels ist ein Urteil für die Patientinnen mit einer Botschaft wie nach einer Vergewaltigung: Du bist ein Nichts, du bist nichts wert (vgl. Ehlert & Lorke, 1988).

Interessant ist in diesem Zusammenhang das Bild des Spiegels, das im Mythos von Narziss als Wasserspiegel erscheint, ein Erkennen seiner selbst aber in ihm nicht stattfindet, sondern statt dessen die destruktive Selbstliebe, die ihn umbringt. Seifert (1986, S. 88) weist daraufhin, dass nach alter Überlieferung das Spiegelbild nicht nur das objektive Bild der Erscheinung zeigt, sondern unser wahres Selbst, unseren Doppelgänger, die andere Seite der Person, den Schatten. Aus diesem Grund wird geraten, den Spiegel auf dem Rücken zu tragen, das heißt, dass man sich mit der eigenen Rückseite beschäftigen soll, mit dem, was hinter einem liegt.

Auch dieses Bild lässt sich in Analogie zu einer Missbrauchstherapie setzen. Durch das Auffüllen des narzisstischen Defizits der Patientinnen mit dem Versprechen, dass der besondere Kontakt zum Therapeuten das Agens der Heilung sei, ist die Selbstbespiegelung des Therapeuten in Szene gesetzt. Und folgerichtig beschreibt Nora, wie es ihr gar nicht mehr um Therapie geht (den Spiegel auf dem Rücken tragen, um sich mit dem zu beschäftigen, was hinter einem liegt), sondern nur noch um die Beziehung zu ihm: »Ich wollte auch längst keine Therapie mehr, ich wollte ja gar nicht mehr an mir arbeiten, ich wollte ihn, das war alles.« Und das hat der Therapeut in sie hineingelegt, denn erst wollte er keine Therapie, sondern nur die Patientin. Jetzt will auch sie keine Therapie mehr, sondern nur noch ihn.

Geschlechterrollen und ihre Relevanz für Missbrauchstherapien

Die These mag übertrieben sein, dass es sich bei dem sexuellen Ausbeutungsverhältnis in einer Missbrauchstherapie nur um eine Variante des gesellschaftlichen Ausbeutungsverhältnisses zwischen Männern und Frauen handelt. Allerdings spiegeln sich für Wirtz (1994) in Missbrauchstherapien strukturelle Machtverhältnisse des gesellschaftlichen Geschlechterverhältnisses mit den »altvertrauten Angst- und Unterwerfungsmustern« wider (S. 37).

Bei der Bearbeitung der Interviewtexte fiel auf, dass Geschlechtsrollenstereotype zum Tragen kommen, die analog denen von Mann und Frau in unserer Gesellschaft sind. Das immer noch existierende asymmetrische Verhältnis zwischen beiden in Teilen der Gesellschaft (vgl. Faludi, 1993) und die Rollenumkehr als einer weiblichen Form von Existenz in abhängigen Beziehungen sind zwei der »altvertrauten Muster«.

Die Asymmetrie

Im Folgenden soll ein Streiflicht auf *Rollenmuster* von Männern und Frauen geworfen werden, in der sich gesellschaftliche Ungleichgewichte und Asymmetrien spiegeln, die das Verhältnis der Geschlechter charakterisieren und sich in den vorliegenden Interviews wiederfinden. Dabei wird, wie weiter unten ausgeführt, die Angstsymptomatik von Frauen als typische »weibliche Antwort« auf Identitätsanforderungen verstanden und die »Antwort« mancher Männer, auf ängstliche und schutzbedürftige Frauen mit sexueller Erregung zu reagieren, als »männliches« Muster.

Obwohl Männer- und Frauenrollen seit Jahren einem gesellschaftlichen Wandel unterliegen, existieren parallel dazu noch immer die alten Rollenbilder (Dinnerstein, 1979; Hagemann-White, 1979). Vor allem die im Unbewussten verankerten Vorstellungen, die unbewussten Identifizierungen von Frauen und Männern mit ihren Müttern und Vätern in der Generationenfolge lösen sich nur langsam auf (vgl. u. a. Chodorow, 1985; J. Benjamin, 1990; Löwer-Hirsch, 1996). Dass die Männer für das »Außen« (Beruf, Politik, Gesellschaft) und die Frauen für »Innen« (die berühmten »drei Ks«: Kinder, Küche, Kirche) zuständig sind, gehört noch nicht der Vergangenheit an. Die ungleichen Machtverhältnisse, die sich aus dieser Aufteilung ergeben, lassen zusammen mit der dazugehörigen Verfügungsmacht der Männer über den größten Teil der finanziellen Ressourcen die Behauptung angebracht erscheinen, dass auch heute noch im gesellschaftlichen Verhältnis zwischen Männern und Frauen im Allgemeinen ein asymmetrisches Gefälle besteht.

Dieses gesellschaftliche Gefälle hat seinen Niederschlag in den bipolaren Rollenzuschreibungen, die für Männer und Frauen galten und gelten. Rollenzuschreibungen, und damit verbunden Geschlechtsrollenstereotype, sind von Parsons und Bales (1955) unter den Eigenschaften »instrumentell« für männlich und »expressiv« für weiblich zusammengefasst worden. Die empirisch ermittelten Eigenschaften für »expressiv« lauten: passiv, angepasst, nachgiebig, vorsichtig, ängstlich, wenig selbstsicher, emotional, harmonisierend, abhängig. Eine »erlernte Hilflosigkeit« (Seligman, 1979) und Angstbereitschaft bei Frauen wie auch das Entwickeln einer Angstsymptomatik bilden nach Leimkühler (1992) den roten Faden in typischen weiblichen Biografien. Wirft man einen Blick auf die Symptomatik der Patientinnen dieser Untersuchung, so kann man sehen, dass Angstsymptome gehäuft als Beschwerden genannt wurden oder während der Missbrauchsbehandlung erstmalig auftraten. Dieser spezifische Bewältigungsversuch von Frauen, auf konflikthafte Lebenssituationen mit einer Angstsymptomatik zu reagieren, ist nach Leimkühler rollenkonform und steigert die vorhin genannten »weiblichen« Eigenschaften wie Abhängigkeit, Rückzug und Passivität ins Extreme. Durch die missbräuchliche Art des Umgangs der Therapeuten mit den Beschwerden der Patientinnen wurden deren Angstsymptome entweder massiv verstärkt, woraufhin sich die Patientinnen im Verlauf der Behandlungen immer stärker zurückzogen, manche sogar ihre Berufstätigkeit aufgaben (Kathrin und Herta), oder sie traten während der Behandlung zum ersten Mal auf (Greta, Lara, Ulrike).

Andererseits war es den männlichen Therapeuten dieser Untersuchung möglich, eine nicht nur geschlechtsneutrale, im asymmetrischen Machtgefälle begründete Position einzunehmen, sondern das gerade auch als Mann einer schwachen, im Durchschnitt entschieden jüngeren Frau gegenüber. Das Gefühl der Macht über eine(n) Unterlegene(n) kann bei vielen Männern und manchmal auch bei Frauen (vgl. Hensch & Teckentrup, 1993) mit sexueller Erregung einhergehen. Lorna Benjamin (1993) berichtet, wie männliche Therapeuten in Seminaren zum Thema Sexualität zugeben konnten (»risked disclosure«), dass sie sich von bedürftigen Frauen sexuell angezogen fühlen. »They confided that they were aroused by women, especially attractive women, who were crying and vulnerable« (S. 183). Hinzu kommt, dass es die asymmetrische Machtposition im therapeutischen Setting dem Therapeuten als Mann erleichtert, den sexuellen Zugang zu einer Patientin als Frau zu gewinnen (vgl. Rutter, 1991).

Es nimmt nicht wunder, dass Therapeuten sich durch den sexuellen Kontakt mit einer Patientin in ihrem Selbstwertgefühl aufgewertet fühlen und den Kontakt als eine wertvolle emotionale Erfahrung beschreiben (Studie Herman, bei Fischer et al., 1995, S. 68). Auch Kurt, der Therapeut, beschreibt die sexuelle Begegnung im Nachhinein noch als »gut und richtig und schön und bereichernd«, ganz im Gegensatz zu den Patientinnen, die sich im Anschluss an die Behandlung benutzt, wertlos und »gar nicht gemeint« fühlten. Eine solche Haltung lässt erkennen, dass fast regelmäßig vonseiten der Therapeuten eine Leugnung des asymmetrischen Machtgefälles vorhanden zu sein scheint, sodass zum Beispiel der Therapeut von Ulrike nach den öffentlichen Anschuldigungen durch sie sagen konnte, es habe zu keiner Zeit ein abhängiges Verhältnis zwischen ihnen bestanden, sondern es sei eine erwachsene Beziehung gewesen, wo Geben und Nehmen ausgeglichen gewesen seien. Auch Kurt kehrt die Machtverhältnisse geradezu um und sagt, er habe sich der Patientin schutzlos ausgeliefert. Die Patientinnen wiederum fühlen sich weniger von den Therapeuten als Männern angezogen, sondern (idealisierend) vom Therapeuten als einem Mann in einer Machtstellung.

Eine Sonderform illusionärer Verkennung von Machtverhältnissen bei Frauen sind masochistische Unterwerfungswünsche, wie sie von Novick und Novick (1991) in ihrer Studie über Masochismus *(Masochism and delusion of omnipotence)* beschrieben wurden. Der zugrundeliegende unbewusste Mechanismus wäre mit Novick und Novick die Verleugnung des Schmerzes, der durch eine destruktive Umgebung zugefügt und in Gefühle von Omnipotenz transformiert wird: »Everything painful was turned into a sign of special favor« (S. 315). Am Beispiel der rekonstruierten kindlichen Entwicklung einiger ihrer Patienten konnten sie zeigen, dass diese den ihnen zugefügten Schmerz in ein besonderes Zeichen von Zuwendung umdeuteten und dass die Illusion erzeugt wurde, als wäre man dem schmerzzufügenden Erwachsenen überlegen. Im Falle der sexuellen Grenzüberschreitungen kann sogar die Illusion im Kind entstehen, es habe einen »triumphant oedipal victory« errungen (ebd.). Der hier beschriebene Mechanismus der masochistischen Unterwerfung mit der Umkehr in illusionäre Omnipotenzgefühle ist ein allen Interviews zugrundeliegender Mechanismus, manchmal von den Patientinnen in seiner illusionären Machtseite ausgedrückt (Greta und Susanne). Auch Hensch und Teckentrup (1993) haben beschrieben, wie aus der weiblichen Selbstaufopferung Macht entspringen soll und wie manche Frauen zu masochistischer Unterwerfung als einer Wiederholung frühkindlichen Verhaltens greifen, wodurch eine Delegation ihrer eigenen Aggressionen an einen strafenden Anderen erreicht werden soll. Das Strafbedürfnis entspringe dem unerlaubten eigenen aggressiven Wollen und der Aufrechterhaltung der Identifikation mit der Anpassung (S. 120f.). Die Identifikation mit der Anpassung wiederum ist ein tradiertes weibliches Muster und zählt zu »weiblichen« Eigenschaften, die bis vor gar nicht langer Zeit zu den Tugenden einer Frau zu zählen waren.

In den Behandlungsverläufen spiegeln sich gesellschaftliche Rollenmuster von ungleichen Beziehungen zwischen Männern und Frauen, in denen die Verkettung von Liebe (sexueller Erregung) und Macht zum Ausdruck kommt. Diese Verkettung ist von Jessica Benjamin (1990) überhaupt als kennzeichnend für das Verhältnis der Geschlechter untereinander beschrieben worden. Im Zusammenwirken von Liebe und Herrschaft bezieht sie sich auf Freud (1930a), dessen Entdeckung in *Das Unbehagen in der Kultur* es war, dass die Verankerung von Macht im Individuum weniger durch Klugheit oder Furcht vor ihr vonstatten geht, sondern durch die Liebe zu den früheren Machtpersonen. Das dialektische Denken Freuds, dass die Menschen nämlich (bei ihm sind es allerdings im oben beschriebenen Aufsatz Vater und Sohn) in einem Spannungsverhältnis stehen zwischen dem Wunsch, frei zu sein, und dem Wunsch, abhängig und geborgen zu sein, ermöglicht eine differenzierte Betrachtungsweise. Wird diese Spannung nach Benjamin in Beziehungen und speziell Liebesbeziehungen nicht ausgehalten, so polarisieren sich die beiden Bestrebungen, es geht dann primär um Flucht aus der Abhängigkeit oder Etablierung derselben. Es kommt zu Herrschaft und

Spaltung, statt zur Integration der Gegensätze. Benjamin weist in ihrer Analyse nach, dass Männer und Frauen alte Muster von Herr und Knecht, Macht und Ohnmacht in ihren Liebesbeziehungen etablieren und aufrechterhalten können, sich aber dahinter die Sehnsucht nach Anerkennung verbirgt. Dass es auch in Missbrauchstherapien sowohl bei den Patientinnen als auch den Therapeuten letztlich um die Sehnsucht nach Anerkennung geht, machen alle Fallgeschichten deutlich. Da es sich aber nicht um private, asymmetrische Beziehungen zwischen Männern und Frauen handelt, die gesellschaftlich, und damit einhergehend in der Psyche von Männern und Frauen, verankert sind, sondern die Asymmetrie ganz explizit durch den professionellen Rahmen vorbestimmt und definiert ist, in dem ausschließlich der Therapeut für das Einhalten von Grenzen verantwortlich ist, geht der Schaden auch ganz einseitig zu Lasten der Patientinnen.

Ähnlich einseitige Lasten hatten in den vergangenen Jahrhunderten Frauen zu tragen, die sich auf ein Liebesverhältnis mit einem Mann einließen – von Vergewaltigungen ganz zu schweigen –, der gesellschaftlich eine höhere Stellung einnahm. Es sind dies die Beispiele von Dienstmädchen mit ihren Dienstherren oder deren Söhnen, Bürgers- oder Bauerntöchtern mit Männern von Adel oder Mädchen aus einfachen Verhältnissen mit reichen Herren. Das Unglück, aber auch der Reiz solcher Beziehungen ist vielfach in der Literatur und auch in sogenannten Küchenliedern beschrieben worden. Nicht selten endete eine derartige Beziehung mit dem Selbstmord der Frau, die die öffentliche Schande nicht ertragen konnte, die ihr als Frau zufiel.

In Fontanes Roman *Irrungen, Wirrungen* (1888/1977) bringt sich Lene, eine junge Frau aus niederem Stande, das »gute Kind«, nicht um, nachdem ihr Botho von Rienäcker gestehen muss, dass er sich überschätzt hat und die gesellschaftlichen Konventionen nicht durchbrechen kann, um sie zu heiraten. Lene fällt die Rolle der liebenden Frau zu, die einsichtig den verlassenden Mann tröstet, die Einwilligung in die Beziehung ganz auf sich nimmt und den Bruch seiner Liebesversprechungen entschuldigt. Genau wie Susanne, die sich nicht missbraucht fühlt und sagt: »– so ich will ihm ja nichts Böses, und er ist doch eigentlich auch nur – ein ganz einfacher netter Mensch oder ach, hat es ja nicht so bös' gemeint, oder er wollte mir bestimmt nicht schaden, oder – so viel Entschuldigendes – hm, ich bin nicht tief verletzt, ich fühle mich nicht vergewaltigt.« Weil die Abschiedsworte Lenes in Fontanes Roman die oben beschriebene Geschlechtsrollendynamik so treffend wiedergeben, möchte ich sie hier zitieren. Botho von Rienäcker sagt: »... und ist mir doch, als ob ich dir ein Unrecht getan hätte«, und Lene antwortet: »Davon sprech ich dich frei. Du hast mir kein Unrecht getan ... Alles war mein freier Entschluss. Ich habe dich von Herzen liebgehabt, das war mein Schicksal, und wenn es eine Schuld war, so war es *meine* Schuld. Und noch dazu eine Schuld, deren ich mich, ich muss es dir immer wieder sagen, von ganzer Seele freue, denn sie war mein Glück. Wenn ich nun dafür zahlen muss, so zahle ich gern. Du hast nicht gekränkt, nicht verletzt, nicht beleidigt, oder doch höchstens das, was die Menschen Anstand nennen und gute Sitte« (S. 103). Zum Zeitpunkt des Erscheinens des Romans hat Fontane sich großer Kritik aussetzen müssen, dass er in seinem Roman Lene nicht moralisch verurteilt hat, die sich auf eine uneheliche sexuelle Liebesbeziehung eingelassen hatte; ein Recht, das, in den Augen der Gesellschaft, dem Mann viel eher zugestanden wurde. Bevor der Roman erschien, schrieb Fontane an seinen Sohn Theo: »Auch darin hast Du recht, daß nicht alle Welt, wenigstens nicht nach außen hin, ebenso nachsichtig über Lene denken wird wie ich« (S. 376).

Die unterschiedliche Beurteilung von Frauen und Männern bei gleichem Tun scheint sich, in Analogie dazu, beim sexuellen Missbrauch in Therapien heute immer noch in einem Teil der öffentlichen Meinung und der mangelhaften Gesetzeslage niederzuschlagen. Da bekommt die Patientin die Schuld zugeschoben (vgl. die Äußerung des Richters, der meinte, dass die Frau ja noch bekommen habe, was sie wollte), und Therapeuten werden entschuldigt, wobei ihr Verhalten als eine Art »Kavaliersdelikt« angesehen wird (vgl. Rutter, 1991; Wirtz, 1994; und auch der bereits angesprochene Missbrauch Sabina Spielreins durch C. G. Jung). Dass sich allerdings die Einstellungen wandeln, hat Kurt im Prozess und auch im KollegInnenkreis zu spüren bekommen. Er sagt selbst: »Ich ... hatte eine gutgehende Praxis und war auch bei den Kollegen geschätzt, habe in vielen Bereichen Supervisionen gegeben ... Auf einmal war ich völlig im Abgrund, war ich also jemand, über den man den Kopf geschüttelt hat und den man verachtet hat.«

Die Rollenumkehr

Wie im Vergleich der Behandlungsverläufe deutlich wurde, war den Äußerungen von sieben Patientinnen zu entnehmen, dass sie im Laufe der grenzüberschreitenden Therapien zunehmend eine versorgende Funktion für den Therapeuten einnahmen. Es wurde bei der Beschreibung von »Rollenumkehr« darauf hingewiesen, dass diese Funktion einer der weiblichen Tradition gemäßen Rolle entspricht. Mit diesem Mittel haben Frauen immer auch versucht, Teilhabe an Macht zu erlangen, und sei es auch nur im häuslichen Bereich. Man denke an das vormals gängige Bild vom »Pantoffelhelden«, den im »Außen« mächtigen Mann, der zu Hause die Pantoffeln anzog und sich wie ein Kind in die Hände seiner Frau begab, obwohl diese doch zumeist von ihm, vor allem finanziell, abhängig war.

Die Patientinnen beschreiben, wie sie sich anfangs häufig geschmeichelt fühlten, wenn sie dieser Rolle gemäß Aufgaben für den Therapeuten übernehmen »durften« oder ihm eine »gute Zuhörerin« waren, wie sie sich aber dann im weiteren Verlauf der Therapien überfordert und übergangen fühlten, ohne ihre Wut darüber spüren oder ausdrücken zu können. Dass die Therapeuten im Gegenzug sogar das Gefühl hatten, ein Recht darauf zu haben, ihrerseits die Bedürftigen zu sein und jetzt einmal das zurückgezahlt zu bekommen, was sie für die Patientin getan haben, wird aus der Äußerung eines Therapeuten während fortlaufender Therapiesitzungen ersichtlich: »... ich sollte jetzt erst mal still sein, er hätte so viele eigene Probleme, erst, wenn die ein bisschen wieder in Ordnung kämen, dann könnte er sich wieder mir also, sich wieder mir mehr zuwenden ...« (Kathrin). Ähnlich schrieb C. G. Jung an Sabina Spielrein während ihrer Therapie- und Liebesbeziehung: »Geben Sie mir in diesem Augenblick etwas zurück von der Liebe und Geduld und Uneigennützigkeit, die ich Ihnen zur Zeit ihrer Krankheit geben konnte. Jetzt bin ich krank« (Carotenuto, 1986, S. 14). Spielrein wiederum schrieb an Freud, wie sie »selige Stunden« miteinander verbrachten und wie er, ganz im Sinne der Rollenumkehr, während dieser seligen Stunden bei ihr weinte und sie für ihn da war (ebd., S. 94).

Es ist die Hoffnung der Patientin, für den Therapeuten die wichtigste Frau zu werden, wenn sie ganz für ihn da und eine gute Zuhörerin ist, wie sie in den entsprechenden Interviews zum Ausdruck kommt. Nora sagt: »Und er hat mir ja auch so viel von sich erzählt, und ich war eben sein Liebling ... Ich habe ja auch geglaubt, ich könne ihm helfen.«

Der Wunsch, aus einer unterlegenen Position heraus durch Rollenumkehr Gleichwertigkeit zu erringen, ist, wie oben erwähnt, ein häufiges Muster in Paarbeziehungen von Mann und Frau. Rutter (1991) sagt dazu, dass Frauen es gewöhnt sind, »Beziehungsarbeiterinnen« zu sein, und nennt es »eine Form von Weiblichkeit, die sich gegen sich selbst richtet« (S. 101). Nora, die während ihrer Therapiezeit ganz in der Rollenumkehr aufgegangen war, bemerkte, dass sie in ihrer Kindheit gelernt habe, dass Liebe weh tun müsse.

»Doppeldenk« ermöglicht und unterhält Missbrauch

»Doppeldenk« kommt wegen der durchgängigen Erscheinung ein besonderer Stellenwert zu. In der psychotraumatologischen Forschung ist er als zentraler

Denkvorgang beschrieben worden, der dem Opfer ermöglicht, den extremen Konflikt zwischen Anerkennung des Missbrauchs und Unfähigkeit, sich aus der Abhängigkeit zu lösen, auszuhalten. Der Mechanismus des »Doppeldenk« wurde in das Themenfeld *Aufrechterhaltung des Missbrauchs* eingereiht, weil er der Patientin eine Möglichkeit bietet, weiter mit dem missbrauchenden Therapeuten in Kontakt zu bleiben, ohne einerseits das Geschehen gänzlich verleugnen, aber auch ohne andererseits den Missbrauch schmerzlich fühlen zu müssen. Er stützt und schützt die Hoffnung, dass vielleicht doch im Missbrauch noch etwas Wertvolles und Gutes enthalten ist. Dem Therapeuten ermöglicht »Doppeldenk«, die Grenze zu überschreiten und gleichzeitig nicht realisieren zu müssen, dass er die Patientin missbraucht.

»Doppeldenk« beherrscht die ganze Anlage einer Therapie mit sexueller Kontaktaufnahme durch den Therapeuten, da zwei Dinge miteinander in Einklang gebracht werden müssen, die nicht vereinbar sind. Die Befriedigung der Bedürfnisse des Therapeuten, speziell seiner sexuellen, widerspricht dem professionellen Rahmen einer Therapie, wird aber dennoch vorgenommen und auf verschiedene Art und Weise von den Therapeuten gerechtfertigt. Die Patientinnen ihrerseits haben in der missbräuchlichen Therapiephase eine Hoffnung und ein Interesse daran, dass die beiden unvereinbaren Seiten vielleicht doch miteinander in Einklang zu bringen sind. Die meisten wussten und hatten gehört, dass private Kontakte und sexuelle Beziehungen in einer Therapie keinen Platz haben dürfen. Kathrin drückt die beiden Seiten aus, die unverbunden nebeneinanderstehen, indem sie sagt, dass es einerseits gar keine Rolle spielte und andererseits doch eine Rolle: »Also, ich wusste aus Büchern, zwischen Therapeuten und Patienten bzw. Klienten dürfen keine persönlichen Beziehungen bestehen, das hatte ich schon gelesen. Und es war also so, dass mir das schon im Kopf war, wie soll ich das sagen, *es spielte irgendwie gar keine Rolle*, das war zwar irgendetwas, was ich theoretisch schon mal gelesen hatte, aber – weiß ich nicht. Also – [Pause] – *es spielte insofern eine Rolle*, dass ich dachte, eigentlich darf er das nicht.«

Auch die Patientinnen, die keine sexuelle Beziehung eingehen wollten, setzten »Doppeldenk« ein, um wenigstens die guten Momente des Kontakts zu den Therapeuten in der Therapie retten zu können. Else beschreibt den Nutzen von »Doppeldenk« in Verbindung mit ihren Wünschen, gehalten und getragen zu werden: »Wahrscheinlich habe ich da genommen, was ich kriegen konnte. Und fühlte mich also nicht wohl dabei.«

Inwieweit die Patientinnen den Mechanismus des »Doppeldenk« als Abwehrmöglichkeit traumatischer Erfahrungen, das heißt als Mittel, diese überhaupt aushaltbar zu machen, schon in ihrer Kindheit anwendeten oder ob er erst durch die Missbrauchstherapie selbst in Erscheinung trat, kann hier nicht in jedem Fall entschieden werden. Die Patientinnen, die Mitteilungen über traumatische Erfahrungen in ihrer Kindheit machten, werden sicher damit vertraut gewesen sein, da »Doppeldenk« dem Kind eine Möglichkeit bietet, Beziehungen zu misshandelnden Eltern aufrechtzuerhalten, auf die es existenziell angewiesen ist. Shengold (1989) beschreibt, wie ein Kind, das von einem Elternteil gequält wird, sich doch an diesen Elternteil wenden muss, wenn es Hilfe und Unterstützung haben möchte. Um dies tun zu können, errichtet das Kind mithilfe von »Doppeldenk« ein mentales Bild, eine illusionäre Fantasie von einem guten Elternteil, der ihm helfen wird. So kann es auch verstanden werden, dass diese Kinder sich immer wieder an den misshandelnden oder missbrauchenden Elternteil wenden und Hilfe erwarten:

> »The mysterious compulsion to repeat traumatic experiences (here the compulsion to provoke parental abuse) can be understood partly as the child's need to affirm in action that the next time the contact will bring love instead of hate« (S. 26).

Missbrauchstherapien zementieren biografische Muster

Wie wenig sexualisiertes, erotisiertes oder sexuelles Agieren oder Mitagieren seitens des Therapeuten eine Heilung bei der Patientin herbeiführen kann, ist dargelegt worden. Unter »Wiederholung biografischer Muster« sind nun diejenigen Bemerkungen der Patientinnen eingeordnet worden, die auf eine Wiederholung ihrer familiären Beziehungsmuster in der Therapie schließen lassen, und zwar in der Regel solcher Muster, die für die Patientin schädlich waren und in einer gelingenden Therapie zwar emotional wiedererlebt, aber nicht in der Realität ausgelebt werden sollen. Besonders schmerzlich ist es, wenn ein in der Kindheit erfahrener sexueller Missbrauch durch den Therapeuten wiederholt wird. Aber nicht nur die Wiederholung einer sexuellen Missbrauchssituation ist hier gemeint, sondern auch Wiederholungen der Art, wie sie Herta beschreibt: »– er war zwar da, aber er war nicht da, genau wie meine Mutter früher auch, die war zwar da: ›Ich habe alles für euch getan.‹ Aber geholfen hat sie mir nie, keinem, und das war so, was ich bei ihm auch erlebt habe, nur dass er auch noch diese Sexualität versucht hat ...«

In den Beschreibungen der Behandlungsverläufe konnte oft schon durch wenige Hinweise der Patientinnen eine deutliche Parallele zwischen lebensgeschichtlichen Erfahrungen und deren Wiederholungen in den Behandlungen gezogen werden. Es ergab sich darüber hinaus, dass missbräuchliche Vorerfahrungen der Patientinnen regelmäßig in den Therapien nicht zur Bearbeitung kamen. Dass traumatische Vorerfahrungen in der Kindheit oder späteren Lebensgeschichte, zu denen nicht nur Missbrauchserfahrungen, sondern zum Beispiel auch schwere eigene Erkrankungen, Erkrankungen eines Elternteils oder dessen Verlust gehören, sich mit der neuen traumatischen Situation in der Therapie verweben, ist ein Ergebnis dieser Untersuchung.

Jede der Therapien hatte zur Festschreibung der Beziehungserfahrungen aus der Vorgeschichte der Patientin beigetragen. Bei Kathrin etwa bestand die Reinszenierung darin, letztlich wieder leer auszugehen, weil ein damals todkranker Vater, nun der Therapeut, der zeitweise selbstmordgefährdet war, die ganze Aufmerksamkeit forderten, oder es ging um die Wiederholung des alten Schweigegebots, Missbrauchshandlungen in der Familie Susannes betreffend, oder um den sexuellen Missbrauch Laras durch einen Nachbarn.

Aber auch in den Fällen, in denen die Patientinnen nicht über traumatische Vorerfahrungen berichten, wird deutlich, wie in einer solchen Therapie alte Beziehungsmuster wiederholt werden und sich in ihrem Verlauf traumatisch auswirken, wie bei Sigrid, die von Kindheit an gelernt hatte, für andere da zu sein, was sich in der Beziehung zum Therapeuten wiederholte: »… immer wieder an Männer geraten, für die ich nur eine Funktion hatte: Zuhörerin, Therapeutin, die Frau, der man alles zumuten kann, bei der man sich ausweinen kann.« Das Angebot einer jeden Therapie, dass sie ein Ort sein soll, an dem alte Beziehungserfahrungen emotional wiederbelebt, bearbeitet und transformiert werden können, nicht aber realisiert werden dürfen, wird in diesen Therapien zu dem realen Angebot einer »heilenden« Beziehung in einer scheinbar paradiesischen Situation verkehrt: »Dass [ich] eben sehr viel liebevolle Zuwendung bekommen habe auch von ihm, in seinen Armen liegen, auf ihm liegen, unter ihm liegen und was weiß ich alles, war wundervoll für mich« (Sigrid). Nora soll hier abschließend zu Wort kommen, die unter extrem schwierigen Bedingungen aufwuchs und die lebensgeschichtlich bedingte Wiederholung ihrer traumatischen Erfahrungen sehr treffend formuliert: »… was ich in meiner Kindheit gelernt habe, was ich heute weiß, Liebe muss wehtun. Wenn ich jemanden liebe, dann tut das immer auch weh. Und wenn das nicht weh tut, kann es auch keine Liebe sein. So, das ist der Umkehrschluss. … Das war Vater und Mutter.« Dementsprechend wirken Entdeckung des Betrugs, Enttäuschung, Trennungsbedrohung und schließlich Verlust der Beziehung regelmäßig extrem destruktiv im Sinne einer Retraumatisierung.

Resümee

Die Analyse der Fallgeschichten und ihr Vergleich ergab bei aller Besonderheit jedes Einzelfalls einige grundlegende Muster, die immer wieder in Missbrauchstherapien zu entdecken sind.

Die narzisstische Komponente, das heißt der Aspekt des narzisstischen Defizits auf beiden Seiten, eingebettet in den asymmetrischen Rahmen, bildet einen wesentlichen Teil der Interaktion zwischen Therapeuten und Patientinnen. Warum gerade das sexuelle oder sexualisierende Moment narzisstisch bestätigend erlebt wurde, konnte allerdings nicht eindeutig beantwortet werden. Es kann vermutet werden, dass entweder Missbrauchserfahrungen einer Patientin in ihrer Vergangenheit zu einer Bereitschaft, sich auf einen Missbrauch einzulassen, geführt haben oder gerade das Gegenteil – eine Naivität in Form von Gutgläubigkeit und Unerfahrenheit.

Das Zusammenspiel von Therapeut und Patientin als Mann und Frau in Missbrauchstherapien wurde als eine in Liebe verkleidete Form von Aggression beschrieben. Hier verbinden sich eine destruktive Seite männlicher Liebe und Gewalt mit dem naiven Mitspielen einer Frau; beide motiviert aus unterschiedlichen (lebensgeschichtlich bedingten) Bedürftigkeiten und Verletzlichkeiten. Tradierte Geschlechterrollen begünstigen diese Dynamik und den narzisstischen Gewinn: Ein »hochgestellter« Mann macht einer »bedürftigen und abhängigen« Frau ein Liebesangebot oder geht auf ein solches ein. Es gibt Anhaltspunkte, die darauf schließen lassen, dass der Therapeut in dieser Konstellation nur den *interaktionellen Anteil* erlebt, nämlich dass er sich einer Patientin »schutzlos« ausgeliefert hat. Er verleugnet die Asymmetrie und bedauert auch im Nachhinein, dass von der »persönlichen« Beziehung nichts übrigblieb. Die Patientinnen wiederum erfassen im Nachhinein ihre *Abhängigkeit im asymmetrischen Gefälle* und reinterpretieren das Erlebte entscheidend, zum einen aufgrund ihres großen Leidensdrucks, zum anderen, weil die Idealisierungen der Person des Therapeuten nachlassen und dieser im Erleben notfalls bis auf die Größe eines »Gartenzwerges« schrumpfen kann.

Allerdings waren auch die Patientinnen, die keinen narzisstischen Gewinn aus den Angeboten der Therapeuten zogen, nicht vor destruktiven Erfahrungen geschützt. Sie befanden sich überraschenderweise nach der Therapie und oft auch in der Interviewsituation fast in einem noch desolateren Zustand als die Patientinnen, die sich auf Liebesangebote einließen. Ihre Wahrnehmungen wurden von den Therapeuten massiv verwirrt und verunsichert.

Als ganz zentral für die Dynamik von Missbrauchstherapien erwiesen sich der »Autoritätskomplex« und das als »Doppeldenk« beschriebene Phänomen. Jede der Fallgeschichten war durch einen enormen »Anpassungsdruck« charakterisiert, unter dem die Patientinnen standen, ebenso durch den Mechanismus des »Doppeldenk«, der der Bewältigung und Aufrechterhaltung eines gespaltenen Systems dient, und zwar sowohl bei der Patientin wie beim Therapeuten.

Ganz regelmäßig waren bei den Patientinnen Symptomverschlechterungen und das Hinzukommen neuer Symptome bis hin zu Suizidalität als Auswirkungen des Missbrauchs zu verzeichnen.

Es bleibt zu wünschen, dass in psychotherapeutischen Ausbildungen viel stärker als bisher Gewicht auf die narzisstische und sexuelle Bedürftigkeit von Ausbildungskandidaten gelegt wird. Es gibt jedoch eine von mehreren Autoren diagnostizierte »Abwehr gegen ethische Diskurse und gegen die Beschäftigung mit Grenzverletzungen« (Tibone, 2016) an den Ausbildungsinstituten. Ganz erschreckend ist die exemplarische Aussage eines Ausbildungskandidaten, die Tibone anführt:

> »Bei einer lokalen Tagung zu ethischen Themen gibt ein Kollege im fortgeschrittenen Teil der Ausbildung während der öffentlichen Diskussion ohne jegliches Missbehagen zu, er lese die Ethikleitlinien gar nicht, weil er sich sonst in der praktischen Arbeit gehemmt fühle« (S. 8).

Wir haben also noch ein gutes Stück Arbeit vor uns, in der Lehre und in Supervisionen die Verlockungen im Spannungsfeld einer therapeutischen Behandlung »am eigenen Leibe« wahrnehmbar werden zu lassen. Es sollte ihnen weniger in Form von Verboten begegnet werden, sondern als Durchdringung des Themas. Gegenstand von Lehranalysen, Lehrtherapien, Supervisionen etc. sollte die Analyse der Bedürftigkeit von Ausbildungskandidaten sein; eine Bedürftigkeit, die oft durch Mangelsituationen oder Missbrauchserfahrungen in ihrer eigenen Kindheit entstanden ist.

Wie nun mit den praktizierenden Therapeuten, die sich sexueller Übergriffe in der Therapie schuldig gemacht haben, umgegangen werden soll, muss weiterhin diskutiert, definiert und erprobt werden. Für die meisten Wiederholungstäter unter den Therapeuten ist ein Berufsverbot wohl unerlässlich.

Literatur

Apfel, R. J.; Simon, B. (1985): Patient-therapist sexual contact. Psychotherapy Psychosom, 43: 57–62.

Anonyma (1988): Verführung auf der Couch. Freiburg i.Br.: Kore.

Arnold, E.; Retsch, A. (1991): Liebe, Sexualität und Erotik zwischen Therapeuten und Patientinnen. Verhaltenstherapie und psychosoziale Praxis, 3: 273–288.

Augerolles, J. (1991): Mein Analytiker und ich – Tagebuch einer verhängnisvollen Beziehung. Frankfurt a. M.: Fischer.

Bates, C. M.; Brodsky, A. M. (1990): Eine verhängnisvolle Affäre oder Sex in the Therapy Hour. Paderborn: Junfermann.

Becker-Fischer, M.; Fischer, G. (2008): Sexuelle Übergriffe in der Psychotherapie. Heidelberg: Asanger.

Benjamin, J. (1990): Die Fesseln der Liebe – Psychoanalyse, Feminismus und das Problem der Macht. Basel, Frankfurt a. M.: Stroemfeld/Roter Stern.

Benjamin, L. S. (1993): Interpersonal diagnosis and treatment of personality disorders. New York: The Guilford Press.

Bergmann, M. (1994): Eine Geschichte der Liebe. Frankfurt a. M.: Fischer.

Bohleber, W. (2012): Vorwort zu Zwettler-Otte, S. (Hrsg.): Entgleisungen in der Psychoanalyse. Göttingen: Vandenhoeck & Ruprecht.

Bornemann, E. (1978): Lexikon der Liebe. Materialien zur Sexualwissenschaft. Frankfurt a. M., Berlin: Ullstein.

Bossinade, J. (2004): Vom Ethos und dem Ort der Psychoanalyse darin. Psyche, 58(7): 608–633.

Bouhoutsos, J.; Holroyd, J.; Lerman, H.; Forer, B.; Greenberg, M. (1983): Sexual intimacy between psychotherapists and patients. Professional Psychology, 14(2): 185–196.

Brockhaus Enzyklopädie, Bd. 15. Mannheim: F. A. Brockhaus.

Carotenuto, A. (Hrsg.) (1986): Tagebuch einer heimlichen Symmetrie – Sabina Spielrein zwischen Jung und Freud. Freiburg i.Br.: Kore.

Chesler, P. (1989/1972): Women and madness. New York: Harvest/HBJ.

Chodorow, N. (1985): Das Erbe der Mütter – Psychoanalyse und Soziologie der Geschlechter. München: Frauenoffensive.

Cormier, M. C.; Kennedy, M.; Sangowicz, J. (1962): Psychodynamics of father-daughter incest. Can. Psychiatr. Assoc. J., 7: 203–217.

Dettmering, P. (1987): Wandel eines Märchens am Beispiel »Schneewittchen«. In: Stork, J. (Hrsg.): Das Märchen – ein Märchen? Psychoanalytische Betrachtungen zu Wesen, Deutung und Wirkung der Märchen (S. 47–62). Stuttgart: frommann-holzboog.

DGVT-Arbeitsgemeinschaft »Frauen in der psychosozialen Versorgung« (Hrsg.) (1992): Dokumentation des öffentlichen Hearings am 19. Januar 1991 in Bonn: Sexuelle Übergriffe in der Therapie – Kunstfehler oder Kavaliersdelikt? Tübingen: DGVT.

Dinnerstein, D. (1979): Das Arrangement der Geschlechter. Stuttgart: Deutsche Verlagsanstalt.

Ehlert, M.; Lorke, B. (1988): Zur Psychodynamik der traumatischen Reaktion. Psyche, 42: 502–532.

Ehlert-Balzer, M. (1992): Die Strafbewertung des sexuellen Mißbrauchs in der Psychotherapie. Unveröffentl. Manuskript.

Estés, C. (1993): Die Wolfsfrau – Die Kraft der weiblichen Urinstinkte. München: Heyne.

Faller, H. (1994): Das Forschungsprogramm »Qualitative Psychotherapieforschung« – Versuch einer Standortbestimmung. In: Faller, H.; Frommer, J. (Hrsg.): Qualitative Psychotherapieforschung. Heidelberg: Asanger.

Faludi, S. (1993): Die Männer schlagen zurück. Hamburg: Rowohlt.

Ferenczi, S. (1933): Sprachverwirrung zwischen den Erwachsenen und dem Kind. Schriften zur Psychoanalyse, Bd. II. Frankfurt a. M.: Fischer.

Fischer, G. (1990): Die Fähigkeit zur Objektspaltung. Forum Psychoanal, 6: 199–212.

Fischer, G.; Becker-Fischer, M. (1994): Gibt es »Täterprofile«?. In: Bachmann, M.; Böker, W. (Hrsg.): Sexueller Missbrauch in Psychotherapie und Psychiatrie (S. 91–104).Bern: Huber.

Fischer, G.; Becker-Fischer, M.; Heyne, C.; Jerouschek, G. (1994): Forschungsbericht ›Sexuelle Übergriffe in Psychotherapie und Psychiatrie‹.Materialien zur Frauenpolitik Nr. 41.

Fischer, G.; Becker-Fischer, M.; Heyne, C.; Jerouschek, G. (1995): Forschungsbericht »Sexuelle Übergriffe in Psychotherapie und Psychiatrie«. Materialien zur Frauenpolititk Nr. 51.

Flaake, K.; King, V. (Hrsg.) (1992): Weibliche Adoleszenz – Zur Sozialisation junger Frauen. Frankfurt a. M., New York: Campus.

Flick, U. (1990): Fallanalysen: Geltungsbegründung durch Systematische Perspektiven-Triangulation. In: Jüttemann, G. (Hrsg.): Komparative Kasuistik. Heidelberg: Asanger.

Fontane, T. (1888/1977): Irrungen, Wirrungen. Berlin: Aufbau-Verlag.

Freud, S. (1895d): Studien über Hysterie. GW I: 75–312.

Freud, S. (1915a): Bemerkungen über die Übertragungsliebe. GW X: 306–321.

Freud, S. (1930a): Das Unbehagen in der Kultur. GW XIV: 419–505.

Freud, S. (1940e): Die Ich-Spaltung im Abwehrvorgang. GW XVII: 59–62.

Grimm, J.; Grimm, W. (1810/1812): Die älteste Märchensammlung der Brüder Grimm. Synopse der handschriftlichen Urfassung von 1810 und der Erstdrucke von 1812. Hrsg. u. erl. v. H. Rölleke. Cologny-Genève: Fondation Bodmer,1975.

Gutheil, T.G.; Avery, N.C. (1977): Multiple overt incest as family defense against loss. Fam. Process, 16: 105–116.

Gysling, A. (1995): Die analytische Antwort – Eine Geschichte der Gegenübertragung in der Form von Autorenportaits. Tübingen: edition diskord.

Hagemann-White, C. (1979): Frauenbewegung und Psychoanalyse. Frankfurt a. M.: Stroemfeld/Roter Stern.

Hensch, T.; Teckentrup, G. (1993): Schreie lautlos – Missbraucht in Therapien. Freiburg: Kore.

Herman, J. (1994): Die Narben der Gewalt – Traumatische Erfahrungen verstehen und überwinden. München: Kindler.

Heyne, C. (1991): Tatort Couch. Zürich, Stuttgart: Kreuz.

Heyne, C. (1994): Verführung, Manipulation, Rechtfertigung – Konstanten im Verhalten sexuell missbrauchender Therapeuten? In: Bachmann, K.M.; Böker, W. (Hrsg.): Sexueller Missbrauch in Psychotherapie und Psychiatrie (S. 105–122). Bern: Huber.

Hirsch, M. (1993): Zur narzisstischen Dynamik sexueller Beziehungen in der Therapie. Forum der Psychoanal., 9: 303–317.

Hirsch, M. (1994): Realer Inzest – Psychodynamik des sexuellen Missbrauchs in der Familie. Berlin: Springer.

Hirsch, M. (2012): »Goldmine und Minenfeld« – Liebe und sexueller Machtmissbrauch in der analytischen Psychotherapie und anderen Abhängigkeitsbeziehungen. Gießen: Psychosozial-Verlag.

Holroyd, J.C.; Brodsky, A.M. (1977): Psychologists' attitudes and practices regarding erotic and nonerotic physical contact with patients. American Psychologist, 32: 843–849.

Hutterer-Krisch, R. (2007): Grundriss der Psychotherapieethik. Wien: Springer.

Jacoby, M. (1985): Individuation und Narzissmus – Psychologie des Selbst bei C.G. Jung und H. Kohut. München: Pfeiffer.

Jüttemann, G. (1990): Komparative Kasuistik. Heidelberg: Asanger.

Kardener, S.; Fuller, M.; Mensh, J. (1973): A survey of physician's attitudes and practices regarding erotic and non-erotic contact with patients. Am. J. Psychiatry, 130: 1077–1081.

Kramer, S. (1983): Object-coercive doubting: A pathological defensive response to maternal incest. J. Am. Psychoanal. Assoc., Suppl. 31: 325–352.

Kernberg, O.F. (1975): Borderline-Störungen und pathologischer Narzissmus. Frankfurt a.M.: Suhrkamp.

Laplanche, J.; Pontalis, J.B. (1975): Das Vokabular der Psychoanalyse. Frankfurt a.M.: Suhrkamp.

Leimkühler, M. (1992): »Weil ich ja wieder die Leidtragende bin«. Vortrag auf dem Kongress für klinische Psychologie und Psychotherapie, Düsseldorf.

Lifton, J.R. (1993): Ärzte im Dritten Reich. Stuttgart: Klett-Cotta.

Löwer-Hirsch, M. (1996): Feministische Therapie. In: Münch, D.; Thelen, E. (Hrsg.): Forum Frauenforschung – Vorträge aus 5 Jahren. Darmstadt: FiT-Verlag.

Löwer-Hirsch, M. (1997): Sexueller Missbrauch in Therapien durch Psychotherapeuten – eine qualitative Studie. Dissertation Dortmund.

Löwer-Hirsch, M. (2003): Opfer von Beratung. Zeitschrift Supervision, 3: 38–43.

Löwer-Hirsch, M. (2007): Ethos und Rahmen in Psychotherapie und Beratung. Agora, 14(17): 34–41.

Löwer-Hirsch, M. (2016): Die Jagd – »hier ist doch irgendetwas faul«. In: Möller, H.; Giernalczyk, T. (Hrsg.): Organisationskulturen im Spielfilm. Heidelberg: Springer.

Mayring, P. (1993): Einführung in die qualitative Sozialforschung. Weinheim: Beltz.

Moser, T. (1991): Der Körper in der Psychotherapie und die Angst vor der Sexualisierung. Praxis Psychother. Psychosom., 36: 283–296.

Natterson, J. (1991): Beyond transference – The therapist's subjectivity in the therapeutic process. Northvale N.J.: Jason Aronson.

Novick, J.; Novick, K.K. (1991): Some comments on masochism and the delusion of omnipotence from a developmental perspective. J. Am. Psychoanal. Assoc., 39: 307–331.

Olivier, C. (1980): Jokastes Kinder – Die Psyche der Frau im Schatten der Mutter. Düsseldorf: Claassen, 1987.

Orange, D.; Atwood, G.; Stolorow, R. (2001): Intersubjektivität in der Psychoanalyse. Frankfurt a.M.: Brandes & Apsel.

Orwell, G. (1990): 1984. Frankfurt/M: Ullstein.

Ovid: Metamorphosen (vollständige Ausgabe). München: Artemis, 1994.

Pahl, E. (1991): Über den sexuellen Missbrauch in der therapeutischen Beziehung. Unveröffentlichter Vortrag zur Fachtagung »Macht und Verführung. Grenzverletzungen in Therapie und Beratung«, Oldenburg.

Parsons, T.; Bales, R. (1955): Family, socialization and interaction process. New York: Free Press.

Pope, K.S.; Bouhoutsos, J.C. (1992): Als hätte ich mit einem Gott geschlafen. Hamburg: Hoffmann und Campe.

Pope, K.S.; Vetter, V.A. (1991): Prior therapist-patient sexual involvement among patients seen by psychologists. Psychotherapy, 28: 429–438.

Potter, B. (1908): The tale of Jemima Puddle-Duck. London: Frederick Warne, 1987.

Pulver, S.E. (1972): Narzissmus: Begriff und metapsychologische Konzeption. Psyche, 26: 35–57.

Rahm, D.; Otte, H.; Bosse, S.; Ruhe-Hollenbach, H. (1993): Einführung in die integrative Therapie. Paderborn: Junfermann.

Reimer, C. (1990): Abhängigkeit in der Psychotherapie. Prax. Psychother. Psychosom., 35: 294–305.

Richter, H. (1963): Eltern, Kind und Neurose. Reinbek: Rowohlt.

Rutter, P. (1991): Verbotene Nähe – Wie Männer mit Macht das Vertrauen von Frauen missbrauchen. Düsseldorf: Econ.

Ryan, W. (1971): Blaming the victim. New York: Pantheon.

Schlesinger-Kipp, G. (2008): Einführung in die Tagung. In: Schlesinger-Kipp, G.; Vedder, H. (Hrsg.): Gefährdete Begegnung – Psychoanalytische Arbeit im Spannungsfeld von Abstinenz und Intimität. DPV Frühjahrstagung 2008. Frankfurt a.M.: Geber & Reusch.

Schleu, A. (2014): Wenn Psychotherapien entglitten sind. In: Schleu, A.; Schreiber-Willnow, K.; Wöller, W. (Hrsg.): Verwickeln und Entwickeln – Ethische Fragen in der Psychotherapie. Bad Homburg: Verlag für akademische Schriften, 39–58.

Schleu, A. (2015): Verletzung von Grenzen in der Psychotherapie. Vortrag gehalten auf der Internationalen Bindungskonferenz, München, im Oktober 2015.

Schleu, A.; Gutmann, T. (2015): Zivilrechtlicher Vergleich als Lösungsweg nach sexueller Grenzverletzung in der Psychotherapie. Psychotherapeut, 60: 239–244.

Schilling, S. (1994): Plädoyer für eine pragmatische Form der Inhaltsanalyse angesichts ihrer sprachanalytischen Unmöglichkeit. In: Faller, H.; Frommer, J. (Hrsg.): Qualitative Psychotherapieforschung. Heidelberg: Asanger.

Schoener, G.R. et al. (1989): Psychotherapists sexual involvement with clients: Intervention and prevention. Minneapolis: Walk-In Counseling Center.

Schütze, F. (1983): Biographieforschung und narratives Interview. Neue Praxis, Kritische Zeitschrift für Sozialarbeit und Sozialpädagogik, 3: 283–293.

Searles, H.F. (1959): Oedipal love in the countertransference. Int. J. Psychoanal., 40: 180–190.

Seifert, T. (1986): Schneewittchen – Das fast verlorene Leben. Zürich: Kreuz.

Seligman, M.E.P. (1979): Erlernte Hilflosigkeit. München: Urban und Schwarzenberg.

Shengold, L. (1989): Soul murder – The effects of childhood abuse and deprivation. New Haven: Yale Univ. Press.

Shengold, L. (1995): Soul murder. Seelenmord – die Auswirkungen von Missbrauch und Vernachlässigung in der Kindheit. Frankfurt a.M.: Brandes & Apsel.

Sherkow, S.P. (1990): Evaluation and diagnosis of sexual abuse of little girls. J. Am. Psychoanal. Ass., 38: 347–369.

Sies, C. (1995): Urszene und Generationenschranke. In: Tress, W.; Sies, C. (Hrsg.): Subjektivität in der Psychoanalyse (S. 193–212). Göttingen: Vandenhoeck & Ruprecht.

Spielrein, S. (1912): Die Destruktion als Ursache des Werdens. Tübingen: edition diskord, 1986.

Stern, D. (1992): Die Lebenserfahrung des Säuglings. Stuttgart: Klett-Cotta.

Strauss, A.L. (1991): Grundlagen qualitativer Sozialforschung. München: Fink.

Strupp, H.; Binder, J. (1991): Kurzpsychotherapie. Stuttgart: Klett-Cotta, 1984.
Tibone, G. (2016): Jenseits ethischer Grenzen: Nachdenken über einen dunklen Bereich psychoanalytischer Tätigkeit. Vortrag auf der DGPT-Tagung, Berlin.
Tibone, G.; Kammerer, E. (2011): Behandlungstechnische Aspekte, die das hilfreiche Potential einer Psychoanalyse beeinträchtigen – aus der Erfahrung der Vertrauensleute mit Patientenbeschwerden. Vortrag AG Vertrauensleute DGPT.
Wardetzki, B. (1994): Weiblicher Narzissmus. München: Kösel.
Weiner, I. (1992): Father-daughter incest: A clinical report. Psychiatr. Q., 36: 607–632.
Westermeyer, J. (1978): Incest in private practice: A description of patients and incestuous relationships. J. Clin. Psychiatry., 39: 643–648.
Winnicott, D.W. (1974): Reifungsprozesse und fördernde Umwelt. München: Kindler.
Wirtz, U. (1989): Seelenmord: Inzest und Therapie. Zürich: Kreuz.
Wirtz, U. (1994): Therapie als sexuelles Agierfeld. In: Bachmann, K.M.; Böker, W. (Hrsg.): Sexueller Missbrauch in Psychotherapie und Psychiatrie (S. 33–44). Bern: Huber.
Zwettler-Otte, S. (Hrsg.) (2012): Entgleisungen in der Psychoanalyse. Göttingen: Vandenhoeck & Ruprecht.

Psychosozial-Verlag

Mathias Hirsch

»Goldmine und Minenfeld«

Liebe und sexueller Machtmissbrauch in der analytischen Psychotherapie und anderen Abhängigkeitsbeziehungen

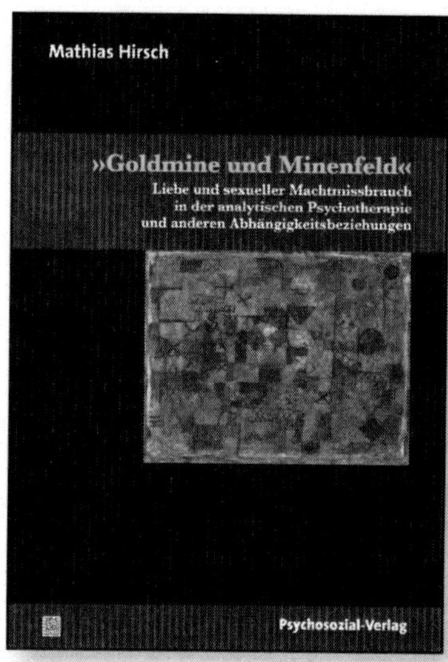

2012 · 241 Seiten · Broschur
ISBN 978-3-8379-2221-9

Liebe in Psychotherapie und Psychoanalyse und die Überschreitung der Grenzen der therapeutischen Beziehung durch sexuellen Missbrauch sind zwei noch immer tabuisierte Bereiche.

Die Übertragungsliebe war von Beginn an ein Markenzeichen der Psychoanalyse (»Goldmine«), allerdings erliegen immer wieder Psychoanalytiker und Psychotherapeuten ihrer sexuellen Gegenübertragung, indem sie sie in eine reale sexuelle Beziehung wandeln (»Minenfeld«). Werden narzisstische Größenphantasien und sexualisierte Macht gegenüber Abhängigen ausgelebt, hat dies stets katastrophale Folgen – oft für beide Beteiligten.

Mathias Hirsch befasst sich im vorliegenden Buch mit dem Spektrum der Liebe in der therapeutischen Beziehung und der Überschreitung ihrer Grenzen. Die Täter-Opfer-Dynamik wird erarbeitet und die Parallelen zum familiären sexuellen Missbrauch und zur sexuellen Ausbeutung in reformpädagogischen und konfessionellen Institutionen werden verdeutlicht: Die Verantwortung liegt immer bei dem, der seine Professionalität verrät, sie liegt aber auch bei den Institutionen, die oft die Täter schützen und die Opfer vernachlässigen.

Walltorstr. 10 · 35390 Gießen · Tel. 0641-969978-18 · Fax 0641-969978-19
bestellung@psychosozial-verlag.de · www.psychosozial-verlag.de

Psychosozial-Verlag

Mathias Hirsch

Realer Inzest

Psychodynamik des sexuellen Missbrauchs in der Familie

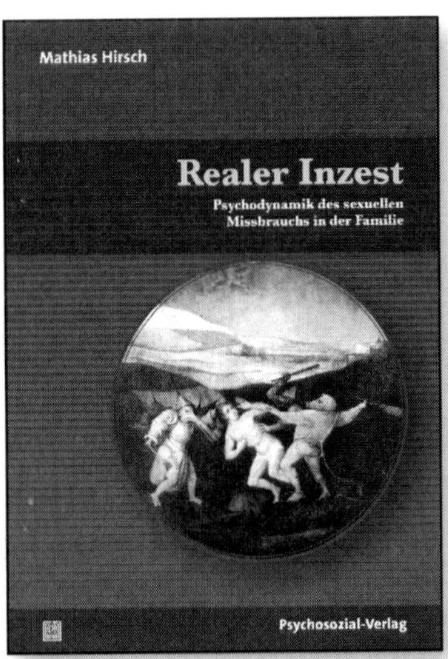

3. Auflage 2013 · 291 Seiten · Broschur
ISBN 978-3-8379-2296-7

»Man merkt diesem Buch an, daß der Autor reichlich Erfahrung in der (psychoanalytischen) Psychotherapie von Inzestopfern besitzt und dieses Buch dieser Erfahrung seine Entstehung verdankt.«

Bernhard Strauß in Psychotherapie – Psychosomatik – Medizinische Psychologie

»Sein Buch gehört zu den besten deutschsprachigen Darstellungen der Forschungslage zum Inzestproblem. […] absolut unentbehrlich für die Arbeit sowohl mit einzelnen Betroffenen als auch mit ihren Familien.«

Tom Levold in Familiendynamik

Bei dem hier behandelten Inzest geht es um eine Form der Kindesmisshandlung, in der ein Erwachsener ein ihn liebendes, von ihm abhängiges Kind für seine sexuellen Bedürfnisse ausbeutet. Würde das Kind das ganze Ausmaß an Verrat realisieren, könnte es die Beziehung, auf die es existenziell angewiesen ist, nicht mehr ertragen. So hilft es sich, indem es die Schuld auf sich nimmt, um sich erklären zu können, was der geliebte Erwachsene ihm antut, und um bei ihm bleiben zu können.

Walltorstr. 10 · 35390 Gießen · Tel. 0641-969978-18 · Fax 0641-969978-19
bestellung@psychosozial-verlag.de · www.psychosozial-verlag.de

Psychosozial-Verlag

Juliane Jelinski

Es war nicht deine Schuld

Eine empirische Studie zur Bedeutung des Schuldgefühls bei weiblichen Opfern sexuellen Missbrauchs in der Familie

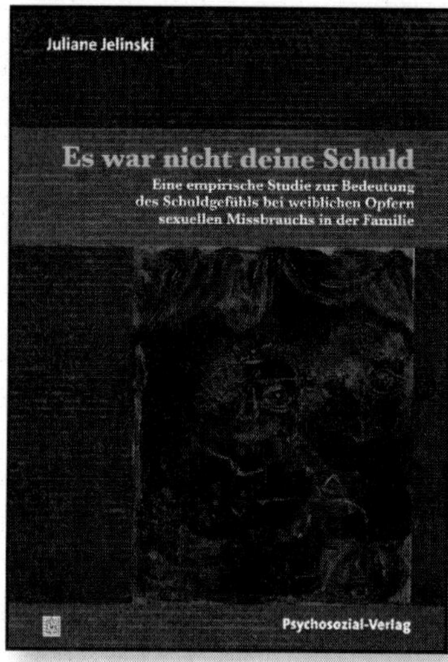

2012 · 314 Seiten · Broschur
ISBN 978-3-8379-2231-8

Viele weibliche Betroffene sexualisierter Gewalt entwickeln ein starkes Schuldgefühl hinsichtlich des erlebten Missbrauchs, den sie nicht als solchen wahrnehmen.

Häufig geben sie sich selbst die gesamte Schuld, anstatt sie dem Täter zuzusprechen. Dies geht erfahrungsgemäß fast immer mit einem sehr negativen Selbstbild einher, das sich über Jahre hinweg verfestigt und einen großen Leidensdruck mit sich bringt.

Mithilfe eines psychodynamischen und psychotraumatologischen Ansatzes untersucht die Autorin in der vorliegenden empirischen Arbeit, welche Funktion das Schuldgefühl für das Opfer haben kann, welche Auswirkungen damit verbunden sind und welche Möglichkeiten der Überwindung bestehen. Auf der Grundlage von 14 umfangreichen Interviews wird sowohl jeder Einzelfall analysiert als auch ein systematisches Gesamtbild erstellt.

Das Buch leistet einen wertvollen Beitrag zur weiteren gesellschaftlichen Auseinandersetzung mit dem Thema Schuldgefühle bei sexueller Gewalt sowie zur Verbesserung der Behandlungsbedingungen für Betroffene.

Walltorstr. 10 · 35390 Gießen · Tel. 0641-969978-18 · Fax 0641-969978-19
bestellung@psychosozial-verlag.de · www.psychosozial-verlag.de